腰痛・ひざ痛・頭痛から
肩こり・慢性疲労まで

「足指」の力

体の不調がスッと消える

3分 つま先立ち体操

柔道整復師・鍼灸師
山田 真

コスモ21

カバーデザイン◆中村　聡
本文イラスト◆宮下やすこ
書籍コーディネート◆小山睦男（インプルーブ）

はじめに

「近頃、下半身が弱くなった気がする」
「疲れてすぐ横になりたくなる」
「慢性の腰痛がなかなかよくならない」
「体の冷えやむくみが気になる」
「ずっと首、肩のこりや頭痛が続いている」
「よく眠れない」
「無気力でやる気がでない」

こんな症状でお悩みの方！　その原因は、もしかしたら足の指をうまく使えていないことにあるかもしれません。

私は鍼灸整骨院を開業して12年、修業時代を含めますと20年近くになります。開業してこれまで、院では16万回以上の施術を行なってきました。患者さんが抱える心身の不調は、頭痛やきつい肩こり、胃の不調や冷え症、更年期障害、慢性疲労、不眠、膝痛、腰痛、ひどい生理痛……と、じつにさまざまです。

それらに共通している根本的な原因が足指にあると言ったら驚かれますか。

体に現われるさまざまな症状の根本原因は、じつは間違った足指の使い方にあるのです。

私はそのことを患者さんにお伝えして、**誰でも簡単に足指を強化できる「つま先立ち体操」をご自宅で毎日行なっていただいています。**すると、足指をしっかり使った歩き方に変わります。それにつれて、長年苦しんできた症状が改善され、元気がみなぎってきます。行動範囲も広がり、生活の質も向上します。これまで、そんな様子を数多く見てきました。


じつは、足指の大切さに気づいたのは、私自身の体験からです。体の不調を何とか改善したいと思い、毎日つま先立ちをして足指を使うようにしてみたのです。すると、長年苦しんできた体の不調が激変しました。

それまで私は、いつも左後頭部に頭痛がありました。左首や肩にこりがあり、左のお尻から股関節にかけて鈍痛もありました。左足が冷えていて、その小指の付け根には痛みもありました。体の左側に症状が集中していたのです。

ある日、何気なく両足それぞれで片足立ちをしてみると、左足で片足立ちをしたときだけふらふらして安定感が悪いことに気づきました。足元がどうなっているのかと思いよく見ると、左足の指先が丸まり反りあがっていたのです。

これでは、足指をしっかり使って歩けないと思い、足指を強化するためにつま先立ちをはじめました。歩行時は足指を意識し、後ろに強く蹴って歩くように心掛けました。これをしばらく続けていると、今まであった症状が消えただけでなく、姿勢が良くなり、体の疲労感も改善していったのです。

自分自身のこの体験から、足指の使い方の重要性を痛感しました。それ以来、当院に来院される患者さんの足指の状態を必ず診るようにしました。すると、じつに多くの方が足指に問題を抱えていることがわかりました。そうした患者さんには、自宅で毎日3分「つま先立ち体操」をしてみてくださいとすすめました。

その結果は私の予想をはるかに超え、それまではどうすることもできなかった身体の不調がみるみる改善していったのです。

「つま先立ち体操」の具体的なやり方は本書の3章でご紹介していますが、**この体操はわずか3分でできます。**それを毎日継続します。

「つま先立ち体操」で不調が改善する理由は、これから本文を読み進めていただくと、はっきり見えてきます。まず、足指が体全体と密接につながっていることに驚かれるかもしれません。その仕組みを知ると、つま先立ちをするだけで、自分の身体にどんなに素晴らしい変化が起こるかが、おわかりいただけると思います。

人は意外と自分の体のことをわかっていません。それは、自分の体に無頓着だったり、不調でもその原因の探し方がわからなかったりすることも関係しているでしょう。じつは、体の不調のサインは足指の状態に現われていることが非常に多いのです。本書は、皆さんがそれを見抜く手引き書であるとともに、足指から健康になれる実践書でもあります。

人によって異なる体力や体調に合わせて、無理なく実行していただけるようになっています。さあ、一緒に健康への扉を開きましょう。

「足指」の力 体の不調がスッと消える 3分つま先立ち体操…もくじ

1章 体の不調の始まりは足指にあり！

2章

施術で解明！　足指の強化こそ健康の土台

3章

3分「つま先立ち体操」実践編

4章　一生自分の足で歩けるために

1章

体の不調の始まりは足指にあり！

生涯寝たきりにならず歩き続けられるカギは足指の使い方にある

「生涯寝たきりにならず歩き続けられるどうかは、足指の使い方で決まる」と言われたら、「なんて大袈裟な！」と思われますか。いえいえ、決して大袈裟な話ではありません。

突然ですが、皆さんは、自分の足指に自信がありますか？

普段歩いているとき、「足指をしっかり使って歩いている」と自信を持って言えますか？

足指は普段、靴や靴下に覆われて見えないので、他の人との違いに気がつきにくい箇所です。そもそも足指に関心を持ったことがないという人も少なくないと思います。

私の院に来院される患者さんのなかには、変形がきつい外反母趾で、親指が隣の指の上に交差して乗っている人がいます。かなりひどい症状なのに、「年をとったら皆こうなるものだと思っていました」と言って気にもせず、そのままにしてきたのです。

職業柄、これまでたくさんの方たちの足指を診てきましたが、はっきり言えることが一つあります。それは、とくに**40歳代以降になると、足指の使い方によって健康に歩ける期間がまったく違ってくる**ということです。将来、医療や介護に依存せず、自立して元気に過ごせる期間（健康寿命）が違ってしまうと言ってもいいかもしれません。

高齢の方ほど、いったん歩けなくなると、リハビリをしても再び歩ける状態に戻るのが難しくなります。そうならないためには、普段から歩くための足腰づくりが大切なのはいうまでもありませんが、そのカギを握るのが足指の使い方なのです。

現在、日本は高齢化社会真っ只中にあります。平均寿命の高さは世界でも有数なのに、健康寿命は決して高くありません。薬を1日何錠も飲まなければならない人や、介護を受けなければ自分一人では生活できない人が数多くいます。そんな生活を長期間続けている患者さんから、「早くあの世からお迎えが来てほしい」という声を聞くことがありますが、本当に悲しくなります。

では、平均寿命と健康寿命の差をできるだけ少なくするには、どうすればいいのでしょうか。自分に合った健康法を見つけて実践することがいいのはもちろんですが、大切なのは、**死ぬまで歩ける足腰づくりをすること**です。そのために、いちばん重要なのは**足指をしっかり使って歩くこと**です。

私は施術のときに必ず足指の状態を診ますが、**体の不調を訴えて来られる方は、足指や足元に問題を抱えていることが非常に多い**のです。地面から浮いてしまうほど足指が反り上がっている、外反母趾で隣の足指に交差してしまうくらい変形している、足の裏にタコやウオノメが硬く肥厚している……。

年齢を重ねると誰でもこういう状態になりやすいかといえば、そうではありません。何歳になっても元気に歩いている方の足指を診ますと、指先がしっかりと伸びていますし、浮き指や外反母趾、扁平足、巻き爪などもありません。タコやウオノメもできていません。その足指で地面をしっかりと力強く蹴って歩くことができているのです。

一方、まだ10代、20代と若いのに腰痛、慢性疲労、肩こり、猫背、頭痛、睡眠障害などの症状を訴える人の足指を診ますと、問題を抱えていることが非常に多いのです。これから本書を読み進んでいただくと、体のさまざまな不調の原因が足指に深く関係していることが明らかになってくると思います。

皆さん、一度ご自分の足を確認してみてください。足指は浮いていませんか。5本の足指をしっかり動かせますか。外反母趾やタコ、ウオノメになっていませんか。本書の2章には、自分の足の状態に悪いサインが出ていないか、誰でも確認できる方法を紹介しています。もし該当するサインがあるようならば、要注意です。

POINT
健康の根幹は足指！

びっくり！　足指を使えるようになると、こんな症状まで改善

Aさん（50代女性）は、私が施術している患者さんのお一人です。40年間近く、左の後頭部から側頭部にかけての頭痛と、きつい肩こりで苦しんでこられました。その症状を抑えるため、ずっと鎮痛剤を手放せない毎日だったといいます。

脳神経外科で何回かMRI検査を受けたけれど脳の中に異常は見られず、鎮痛剤を処方されるばかりでした。飲んでも症状が無くなるわけではありませんが、飲まない

ともっと症状がひどくなり寝込んでしまうかもしれないという不安から、毎日鎮痛剤を飲み続けていたというのです。

頭痛や肩こりのほかにも胃の不調や冷え症、更年期障害、慢性疲労などでも苦しむようになりました。そのため、仕事を終えて家に帰るとぐったりして何もする気になれませんでした。

これではいけない、なんとかしたいと思っていた矢先、同じように頭痛で悩んでいた知人からたまたま私の院を紹介されて来院されました。

Aさんの体の状態をチェックしていくと、右肩に比べて左肩が上がり、左肩の周りの筋肉が過剰に緊張していました。首の左側の筋肉も緊張していてカチカチになっていました。

足指をチェックすると、左足の指先はしっかりと伸びて地面に着いているのに、右足の足指はすべて反り上がって地面からかなり浮いていて、まったく地面に着いていませんでした。

Aさんに伺ったところ、学生時代に交通事故に遭い、右足を粉砕骨折して手術を受けられたそうです。それからしばらく右足をギブスで固定され、松葉杖の生活が続いたということでした。

かなりひどい骨折だったので、ギプスがはずれた後もしばらくは、しっかりと地面に足を着けることが怖くて、足指まで踏み込んで歩くことはできなかったそうです。

その後、痛みはまったく無くなったのですが、どうしても右足をかばう癖が残ってしまい、右足の指を使わないで歩くのが癖になってしまったようです。これが、Aさんを長年頭痛で苦しめていた真犯人でした。

そのことを踏まえて改めてAさんの体を診ますと、足指をうまく使えていない右足をサポートするために、左足により荷重をかけていたことがわかりました。そのため、左側に大きく傾いていた体のバランスを戻そうとして、上半身の左側の筋肉が過剰に緊張したままになっていたのです。

結局、Aさんを長年苦しめてきた頭痛や肩こりの根本原因は、右足の足指を使えていないことにあったのです。

そこでまずAさんの施術として、各足指の間の筋肉をしっかりとほぐして指の間を広げることからはじめました。その次は、手で、反り上がっていた右足の指を付け根から下におじぎするように曲げることをくり返しました。これらは、自宅でもご自身で行なってもらいました（3章でやり方をご紹介します）。

ある程度、足指が広がり、足の指先がまっすぐ伸びてきたころ、毎日3分、簡単にできる足指の体操として、この本でもご紹介する「つま先立ち体操」をやってもらいました。すると、この体操を始めて2週間くらい経ったころから、足の指先をしっかりと地面に踏み込み、後ろに強く蹴って歩けるようになってきたのです。

それにつれて左側に崩れていた体の重心が中心に戻ってきて、歩く姿勢がよくなりました。気づいたら頭痛の起こる頻度も減っていて、自然に鎮痛剤を飲む機会が減り、1カ月もしないうちにまったく飲まなくなっていたのです。

「鎮痛剤は必要なくなったので、すべて捨てました」と報告してくれたAさんの笑顔は、今でも鮮明に覚えています。

頭痛と足指に関連性があると言われてもピンとはこないかもしれませんが、私の施術の現場では、Aさんのような事例は山ほどあります。足指を正しく使えるようにするだけで、何を試みても改善しなかった体の不調が改善されていくのです。

実際の症状と足指との関連性については、2章で実例を交えてご説明します。

POINT

指を正しく使えていないと、遠く離れた箇所にまで症状が出ることもある

重大な健康障害をもたらす二つのタイプの歩き方

病気やケガの場合をのぞくと、二本足で歩行できるのは人間なら当たり前だと思っている人は多いでしょう。しかし、よく観察しますと、同じ二本足での歩行でも人によって歩き方がけっこう違っていることがわかります。

そのなかで、とくに体の不調を招きやすい歩き方のタイプが二つあります。

一つ目は、**足指を地面から浮かせたまま歩いているタイプ**です。このタイプの人は、体の重心が後方に傾いていて、いわゆる**「かかと重心」**になっています。歩くとき、かかとを地面に打ちつけるようにして歩くのでドンドンと大きな音がします。とくに革靴やハイヒールを履いているときに、はっきりとわかります。

このタイプの人は、歩くときに、片方の足のかかとを着いたあと、そのまま足指まで踏み込まず、すぐに反対側の足に体重移動してしまいます。

二つ目は、**足裏の「外側」にしか体重を乗せずに横振れしながら歩いているタイプ**です。このタイプの人は、かかとから接地し、足裏の外側に荷重しますが、足裏の内側に荷重して親指まで踏み込むところまでいかないうちに反対側の足に体重移動してしまいます。

この二つのタイプの歩き方の何が問題だと思われますか。その答えは、25頁の図にあるように、歩行時の正しい足の使い方を見るとすぐわかります。

これが歩行時の正しい流れです。**かかとから着いて、そのあと足裏全体を地面につけ、それから親指まで地面にしっかり踏み込み、後ろに蹴る**という動きを左右の足が交互にくり返します。ところが、一つ目のタイプは、①だけで②と③と④が抜けています。二つ目のタイプは、②までは行なっていますが、③と④は抜けています。

歩行時に、正しい流れとして①から⑤までを行なうと、足の前側の筋肉と後ろ側の筋肉をバランスよく使うことができます。ところが、好ましくない二つのタイプの歩き方だと、足を後ろにしっかりと蹴ることをしていないため、足を前に上げる筋肉（足

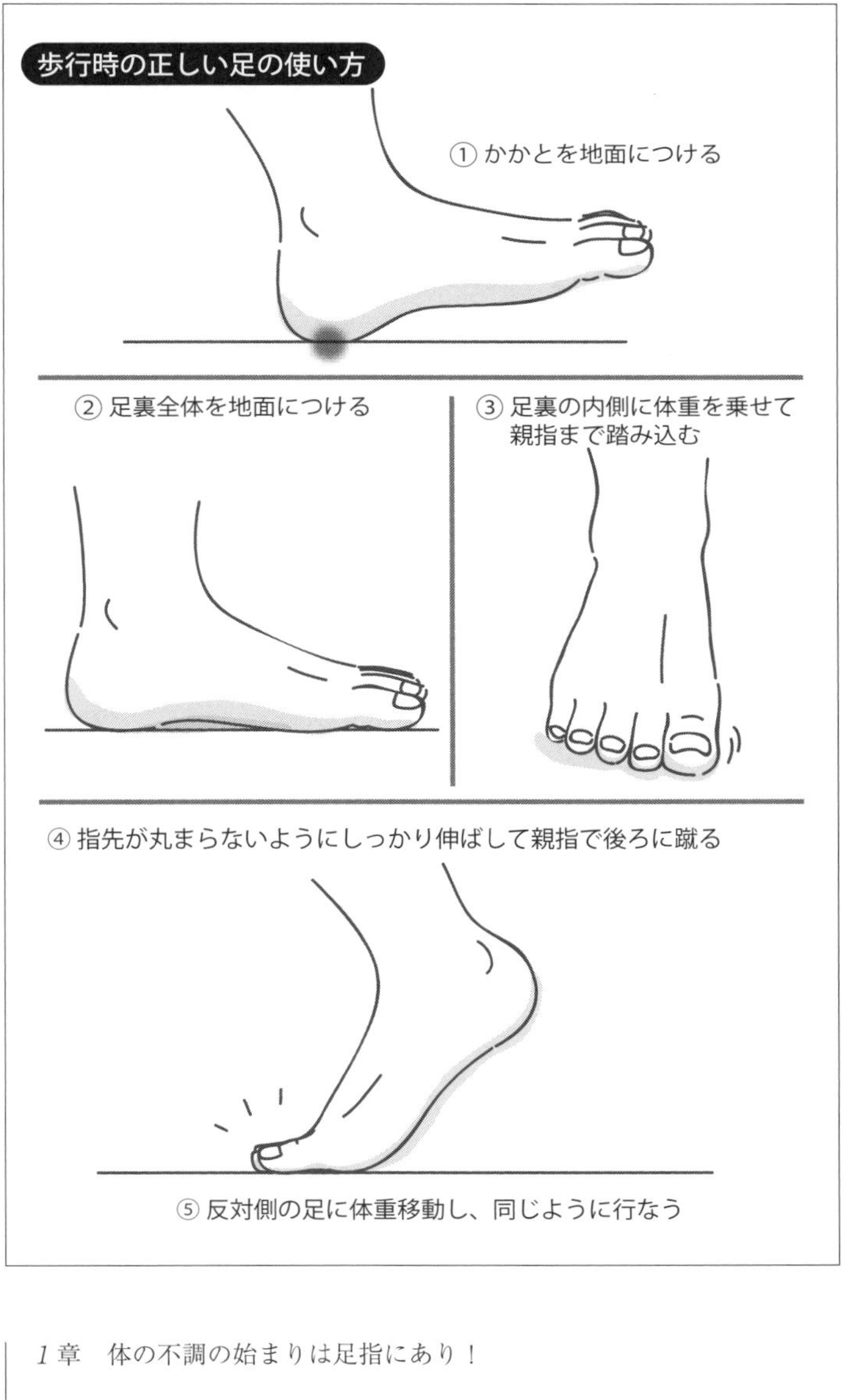
歩行時の正しい足の使い方
① かかとを地面につける
② 足裏全体を地面につける
③ 足裏の内側に体重を乗せて
親指まで踏み込む
④ 指先が丸まらないようにしっかり伸ばして親指で後ろに蹴る
⑤ 反対側の足に体重移動し、同じように行なう

の前側の筋肉）は使っていますが、後ろに蹴るために使う筋肉（足の後ろ側の筋肉）はほとんど使っていません。

さらに足の筋肉は全身の筋肉と連動しています。足の筋肉で使う筋肉と使わない筋肉のバランスが崩れると、全身の筋肉のバランスも崩れてきます。このことが重大な健康障害につながっていくのです。

このように、**体のバランスが崩れてしまう発端は、足指の使い方を間違えているところにあります。**ですから、みなさんもこれからは何となく歩くのではなく、足指をどのように使っているかに関心をもってください。それが健康への近道です。

参考までに述べますと、二つ目のタイプで起こりやすいのが**Ｏ脚**です。このタイプの歩き方を続けていると、すねの骨が外側に彎曲《わんきょく》しやすく、それがそのまま固まってしまうとＯ脚になるのです。

すねの骨は体重を支えるうえでもっとも重要な骨の一つで、地面に接地している足の動きを太ももにつなげるとても大切な役割をしています。また足首の関節を形成している骨でもあります。その骨がＯ脚になり外側に広がったままになると、下半身はとても不安定になり、体のバランスが崩れてしまいます。

POINT

よくありがちな間違った歩き方
①足指まで踏み込まず、かかと重心で歩く
②足の外側にだけ体重を乗せて歩く

「前面ルート」と「後面ルート」

足指の使い方が間違っていると、足の前側の筋肉と後ろ側の筋肉のバランスが崩れ、体全体の筋肉のバランスも崩れるというお話をしましたが、このことを「体のつながり」という観点からもう少し説明したいと思います。

体のあらゆる筋肉は互いにつながって機能していますが、そのなかでもとくに重要なのが「**前面ルート**」と「**後面ルート**」という二つのルートです。

前面ルートとは、

足の甲→すねの前面→太ももの前面→骨盤の前面→お腹→胸→首の前面

をつなげている筋肉の流れです。

後面ルートとは、

足の裏→ふくらはぎ→太ももの後面→お尻→腰→背中→首の後面をつなげている筋肉の流れです。

この二つのルートにある筋肉をバランスよく使っていないと、体にムラが生じてきて、さまざまな症状が出てくるのです。

具体的な症例を交えて説明します。足指の先が反り上がり地面に着いていない患者さんの足を診ますと、甲側がぎゅっと縮んでいることがよくあります。これは、「前面ルート」の筋肉を過度に使っている状態です（図1）。

一方、足指の先が丸まって地面から浮いている患者さんもいます。このタイプの人は、地面を蹴るときに使う足裏の筋肉が弱くて使えていないのです。いわゆる「後面ルート」の筋肉が使えていない状態です（図2）。

見た目はどちらも足指が地面から浮いているのですが、「前面ルート」の筋肉が収縮し過ぎている場合と、「後面ルート」の筋肉が使えていない場合があるのです。

歩行する際、「後面ルート」の筋肉をあまり使わずに、「前面ルート」の筋肉である太ももの前の筋肉を使って足を前方に振り出すように歩いている人が多いです。その

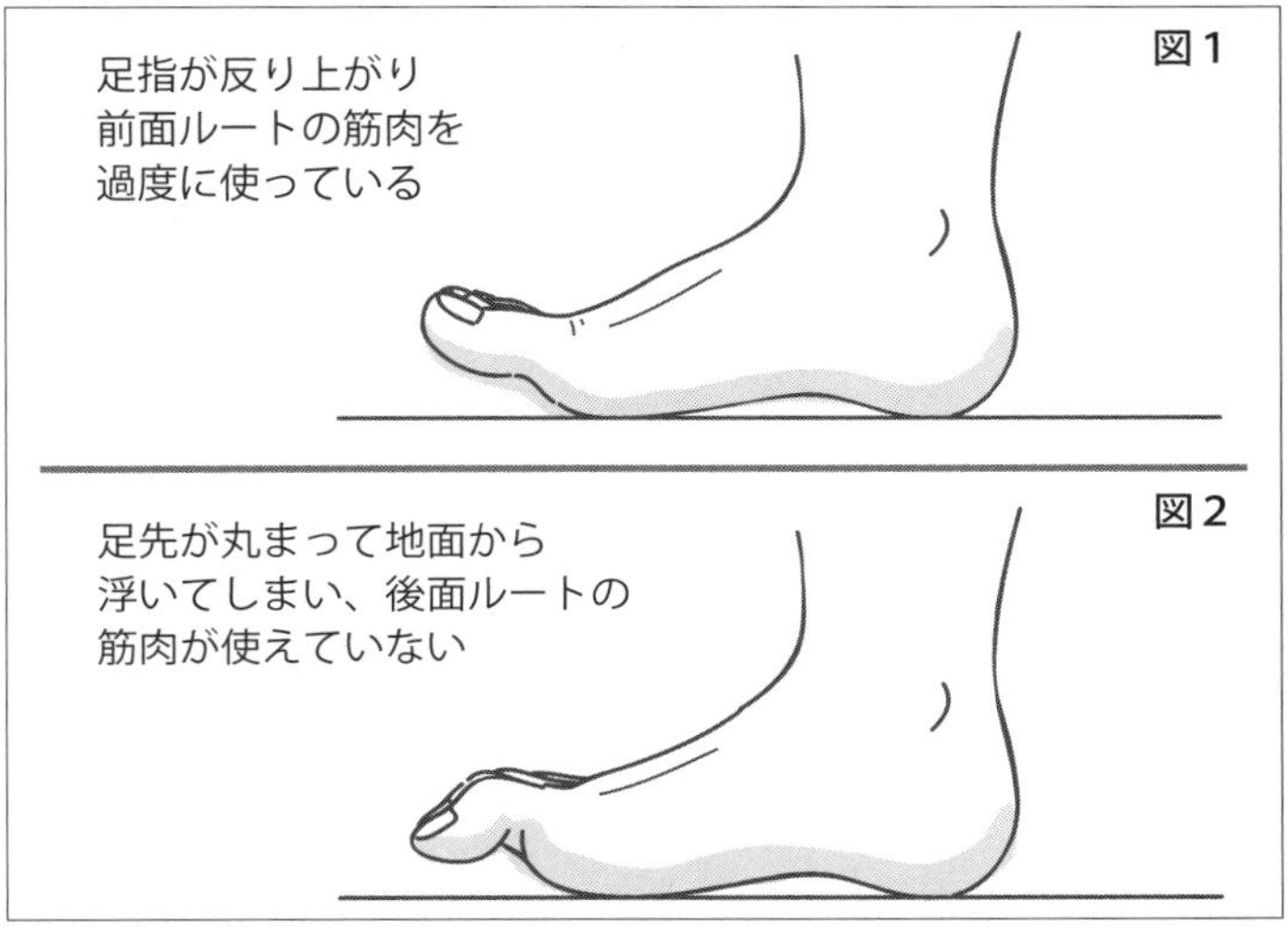

ために「前面ルート」の筋肉が緊張したままになっていることが多いのです。

　足指まで踏み込んで、しっかり後ろに蹴って歩くと、「後面ルート」の筋肉である足裏からふくらはぎの筋肉を使うようになります。ふくらはぎの筋肉は、血液を心臓に還すためのポンプとしての働きもしています。足指をしっかり使って歩いていると、血流がよくなり冷え症が改善したという患者さんがいますが、これはふくらはぎの筋肉の働きがよくなったからです。

　さらに、**足指を使って歩いていると、太ももからお尻の筋肉も使うようになり、縮みがちな股関節の前面が伸ばされて姿勢が良くなります。**無理に姿勢をよくしようと

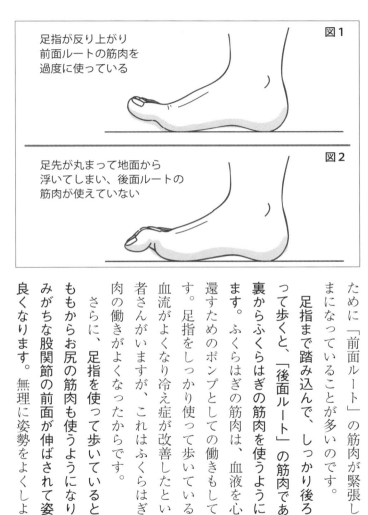

しなくても、自然に背中が伸びて猫背や巻き肩も解消されます。

このように、**足指を使って歩くことで、前面ルートの筋肉と後面ルートの筋肉がバランスよく働くようになり、体の不調を根本的に改善していく**のです。

じつは、この二つのルートの筋肉は歩いているときだけでなく、座っている状態のときにも関係しています。

現代社会では、一日の大半が座ったままという方はかなり多いと思います。長時間座っていると、股関節が縮こまった状態で前面ルートの筋肉は緊張したままになってしまいます。一方、後面ルートの筋肉はほとんど使われないままですから、二つのルートの筋肉バランスはよくありません。長時間座っていることで、このような状態が続き、体にムラが生じるのです。

そうは言っても、座った状態でいることが多いのが現代人の生活スタイルです。その点でも、歩くときには足指をしっかり使い、後面ルートの筋肉を使うように心がけることがとても大事です。

POINT

体の「後面ルート」の筋肉を使えるようになることが重要！

姿勢が崩れる二つのパターン

足指をしっかり使って歩いていないと、体の姿勢も崩れてきます。

足指で後ろにしっかり蹴っていない人の歩き方の大半は、先ほど述べた二つのタイプ、「かかと重心」になり重心が後ろに崩れた姿勢で歩いているか、足裏の外側にしか体重を乗せずに横振れしながら歩いているか、のいずれかです。どちらの場合も下半身が不安定になり、骨盤は後ろや外に崩れていきます。

そうなると体はバランスをとろうとして、姿勢がおかしくなるのです。その代表的なパターンを二つ紹介します。

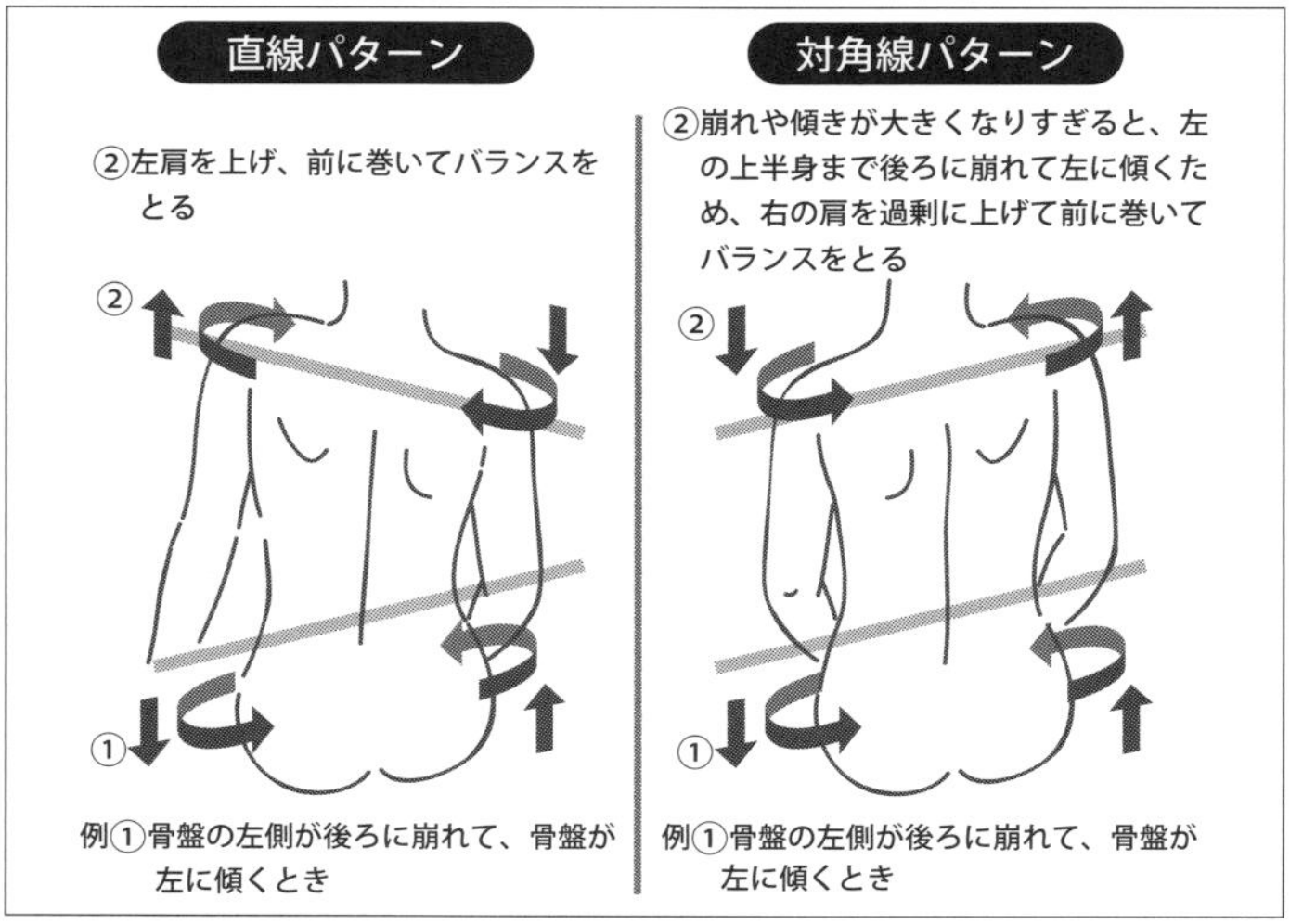
直線パターン
②左肩を上げ、前に巻いてバランスをとる
②
①
例①骨盤の左側が後ろに崩れて、骨盤が左に傾くとき
対角線パターン
②崩れや傾きが大きくなりすぎると、左の上半身まで後ろに崩れて左に傾くため、右の肩を過剰に上げて前に巻いてバランスをとる
②
①
例①骨盤の左側が後ろに崩れて、骨盤が左に傾くとき

(1)直線パターン

たとえば上の図のように、骨盤の左側が後ろに崩れ左に傾いている人がいるとします。こうなると重心は左後方にズレるため、体は、バランスを保とうとしてこれ以上傾かないように左肩を上げようとします。そして、ズレてしまった重心を前に戻そうとして、左肩を前方に巻くようにします。そのために、猫背や巻き肩といった状態になります。

このように、体はほとんど無意識に、骨盤の傾きと同一側の上半身を緊張させてバランスをとろうとします。そのときのバランスのとり方が「**直線パターン**」です。骨盤が左に傾いている場合は左側の首や肩周囲の筋肉にこりを感じやすくなり、骨盤が右に傾いている場合は右側の首や肩周囲の筋肉にこりを感じやすくなります。

(2) 対角線パターン

同様に、骨盤の左側が後ろに崩れ左に傾いている人がいるとします。左への傾きがある程度までなら、(1)のように左肩を上げてバランスをとれますが、左半身全体の筋力が弱くなり左への傾きが大きくなりすぎると、もはや左肩を上げるだけではバランスをとることができなくなります。すると、体はそれ以上重心が左に傾かないように、弱くなった左の筋肉の代わりに対角線上の右肩を上げることでバランスをとろうとするようになるのです。

しかも、右肩を上げるだけでなく前方にも巻いてバランスをとろうとします。このときのバランスのとり方が「**対角線パターン**」です。この姿勢が続くと、弱ってしまった左半身の筋肉の分まで右の上半身の筋肉がカバーすることになるので、右側の首や肩周囲の筋肉は相当の緊張を強いられることになります。

どちらのパターンも、いちばんの原因は足指をしっかり使えていないことにあります。この状態でいくら首や肩にマッサージをしたり、湿布を貼ったりしても根本的な解決にはなりません。もし、首や肩のこり、頭痛などの症状で悩んでいるならば、まずは歩いているときに足指をどのように使っているか確認してみてください。

POINT
姿勢の崩れの原因には、足指の使い方が大きく関与する

ウォーキングをはじめる前に歩き方をチェック

下半身には、人体の中でもっとも長くて太い骨である大腿骨周辺の筋肉や、股関節や骨盤周辺の筋肉など大きな筋肉が存在します。割合にしますと、全身の筋肉の約7割が下半身に集中しています。ですから、スポーツ選手は、まず走り込みなどをして下半身の筋肉を強化してから、上半身の筋肉を鍛えていくことが多いです。

高齢になるとともに衰えが目立ってくるのも下半身の筋肉です。運動や歩行の時間が減って下半身の筋肉を使わなくなっていくので、徐々に衰えていきます。関節の可動域が減少し、動きは硬くなり、動きのスピードも遅くなります。筋肉が硬くなると血管も硬くなるため、筋肉のこりがひどくなったり、血圧が高くなって動脈硬化につながったりしやすくなります。

そうならないためには、日ごろから少しでも運動をして筋肉を使うことが必要です。もっとも気軽にできるのが歩くことですが、ここで気をつけなければいけないのが、歩き方です。**足指を使えないままやみくもに歩いていると、かえって体に不調をきたすこともある**からです。

体にいいと思って毎日ウォーキングをしていたら、かえって膝や腰が痛くなってしまったという話は、本当によく聞きます。せっかくやる気を出してはじめたのにもったいないことです。

ウォーキングをする前に、歩き方をしっかりとチェックしてみてください。もし、足指を使って歩いていないようなら、足指までしっかり踏み込んで後ろに蹴る歩行を身につけることからはじめてください。それができるようになってからウォーキングをはじめても遅いことはありません。

そのためにも、ぜひおすすめしたいのが3章でご紹介している「つま先立ち体操」です。これを毎日3分続けるだけで、足指の使い方がかなり変わってきます。

さらに、これも3章でご紹介しますが、下半身を強化するエクササイズも追加して行なうことで、足指強化の効果はますますアップします。

POINT

足指を正しく使っていないと、歩くことでかえって不調を招くことがある

足指を使えないと現われる10の兆候

足指を使うことが健康長寿にいかに大切かをお伝えしてきました。では、足指を使っていないと具体的にどんな兆候が現われてくるのでしょうか。みなさんが足指を使えているかご自分でチェックしていただくために、10の項目に整理してみました。も

し、このなかに該当する項目が半分以上ある場合は足指の使い方を見直す必要があるでしょう。

(1)転倒しやすくなる

高齢になると、転倒がきっかけで腰椎の圧迫骨折や大腿部骨折を引き起こすことがあります。そうなるとしばらく安静を余儀なくされ、足腰の筋力が弱って、そのまま寝たきりになることも。ですから、高齢者にとって転倒は絶対に避けたいことなのです。ところが、足指が使えていないほど、転倒リスクは高くなります。

患者さんから、「この頃、よくつまずくのよ。足が上がっていない証拠ね」という言葉をしばしば聞きますが、つまずく原因はこれだけでしょうか。

すでにお話ししましたように、正しい歩行の流れは、かかとから着地して、足裏全体を地面につけたあと、次は足裏の内側に荷重して親指が接地する、そうして足指で後方に力強く蹴ります。

この流れで足指を使う歩き方ができていないと、かかとだけで歩いたり、かかとを地面に擦るように歩いたりすることになります。つまり足指で後ろに強く蹴る歩行ではなく、足を前に振り出すだけの歩行になってしまうのです。これでは、前方のちょっとした段差にひっかかったり、つまずいたりしやすくなります。

試しに、足指を意識的に上に反らした状態で足を前方に振り上げてみてください。この動きはスムーズにできると思います。次に、やはり足指を上に反らした状態で、足を後方に蹴ってみてください。これは非常にやりにくいと思います。

なぜなら、足指を上に反らせると、足の前面の筋肉が収縮するので足を持ち上げて前方に振り出す動きはしやすくなりますが、足の後面の筋肉はあまり使っていないので、後方には蹴りづらくなるからです。

つまり、**足指が反り上がって地面から浮いた状態だと、足を後ろに蹴りながら歩くよりは足を前方に振り出す歩行になりやすいのです。その結果、前方の段差に引っかかったり、つまずいたりして、転倒しやすくなります。**

POINT
転倒を防ぐためには、
足指まで踏み込んで足を後方に力強く蹴って歩こう！

⑵歩いていて、よく人に抜かれる

皆さんは通りを歩いているときやウォーキングのときなどに、人に抜かれることはよくありますか。

歩行スピードが遅くなってくるのは老化現象も関係していますが、大半は誤った筋肉の使い方が原因です。

ここで、動物の世界ではどんな足の使い方をしているのか見てみましょう。陸上でもっとも速く走る動物はチーターです。他のネコ科の動物たちがだいたい時速60～80キロで走るのに対し、チーターは最速で120キロものスピードを出すこともできます。チーターがこれほどまでに速く走れるのは、なぜでしょうか。

チーターは短距離向きの体型で柔軟性のある体をもっていますが、それ以外に他のネコ科の動物と決定的に違う点があります。それは、チーターの足の爪が常に肉球から出た状態になっていてスパイクシューズのような役割をしていることです。そのお陰で地面を後方に力強く蹴って走ることができ、強力な推進力を得られるのです。

このことを私たち人間の足の使い方に当てはめて考えますと、**足指を地面にしっかり踏み込んで後方に強く蹴るほうが強い推進力が生み出され、より速く歩ける**ことがわかります。足指を使わず、かかとで歩く人とは当然、歩行スピードが大きく変わってきます。

もし、歩いていてよく人に抜かれるようならば、足指が正しく使えていない可能性が高いので、本書で紹介する「つま先立ち体操」からはじめてみてください。必ず足指をしっかり使って歩けるようになります。

POINT
足指を正しく使えると推進力が増し、歩行スピードが速くなる

(3) 下肢静脈瘤ができやすくなる

下肢静脈瘤とは、血液が足の静脈内で停滞あるいは逆流して、こぶが出来たり、浮き出てきたりする疾患です。

静脈内の血液には二酸化炭素や老廃物が多く含まれていて、その流れが悪くなると、むくみや重だるさ、冷えなどの症状が出やすくなります。とくに下肢の静脈には、血

液の停滞や逆流を防ぐ「逆流防止弁」が付いていて、その弁が壊れて機能しなくなると、そこに血液が溜まってしまい、こぶ状になることがあります。これが下肢静脈瘤ですが、その原因には、ふくらはぎのポンプ作用が弱くなっていることも深く関係しています。

足指をしっかり使えていないと、ふくらはぎの筋肉が弱くなり、それが下肢静脈瘤の原因のひとつにもなるのです。

POINT ふくらはぎの筋肉を鍛えるには、足指の使い方が鍵となる

(4)足が太くなりお尻が垂れる

当院には、「足が太いので細くなりたい」と言ってスタイル改善の目的で来院される患者さんもいます。じつは、足が太くなるのには、足指をしっかり使えていないことも関係しています。

足指を反り上げて歩くと、足の前面ルートの筋肉ばかり使ってしまうことはすでにお話ししたとおりですが、その結果、太ももの前側の筋肉が発達するため足が太くなってきます。しかも、足の後面の筋肉はあまり使わないので、お尻の筋肉は弱くなり、お尻が垂れてきます。

ですから、**足が太くてお尻が垂れてくるというスタイルは、足指を踏み込んで後ろに蹴るように使って歩いていないことの成れの果て**と言えなくもありません。逆に、きちんと足指を使い、しっかり後方に蹴って歩いていると、足が細くなりお尻は引き締まってスタイル改善にもつながっていくのです。

POINT
足が太くてお尻が垂れているスタイルは、足指が使えていないサイン！

(5) 仰向けで寝られなくなる

「えっ⁉　仰向けで寝られないのも足指と関係があるの？」とびっくりされるかもし

れません。でも、これは事実です。「仰向けで寝ると腰が痛くて寝られない」と来院された患者さんが、足指の使い方を変えると仰向けで寝られるようになった、ということはよくあります。

足を前方に振り出して歩いている人は、足の前面ルートの筋肉を使い過ぎていて、いつもその筋肉が緊張した状態にあります。そのために、このルートにある太ももの前面の筋肉も緊張して収縮するため、骨盤が前に引っ張られて傾きます。いわゆる「骨盤の前傾」という状態になるのです。

こうなると、体は無意識にバランスをとろうとして腰を反らせるような姿勢になります。これが**「反り腰」**です。

じつは、反り腰になりやすい典型はハイヒールを履いている女性です。ヒールの高さが3センチくらいまでならば、程よく足指に重心が乗り足元は安定しますが、それ以上に高いヒールだと前への重心の傾きが強くなるので、反り腰にしてバランスをとるようになるのです。

この反り腰の人が仰向けで寝ようとすると、体の前面は筋肉が収縮して縮んでいるのに重力によって後面（下方）にも引っ張られるので、筋肉はますます緊張した状態

になります。これではなかなか眠れません。

反り腰でなくても、横向きで寝ている人は意外に多いと思います。いくら仰向けが体の構造上理にかなっている寝方とはいえ、7～8時間ずっと仰向けのまま動かないでいると、体はガチガチに緊張してしまいます。ですから、睡眠中に寝返りをうつのは自然なことですし、その過程で横向きになることも問題ありません。

しかし、常時、横向きでしか寝られないとしたら問題です。**横向きでの状態が続くと、下側になった体の側面がずっと圧迫されることになる**からです。いつも同じ側の肩ばかり圧迫されると肩が前方に出て巻き肩になり、肩が内側に丸まって猫背になったり、腕まで捻れてしまったりすることもあります。

横向きに寝ると、圧迫されるのは肩だけではありません。肋骨も圧迫されることになります。肋骨は呼吸に大きく関与している箇所ですが、睡眠中に圧迫されている側の肋骨は動きが悪くなるため呼吸が浅くなります。そうなると睡眠も浅くなったり、睡眠中に覚醒したりして睡眠の質が低下します。

ふつう、横向きで寝るときは、股関節や膝関節を伸ばしきって寝ることはあまりありません。たいていは、股関節と膝関節を曲げ丸くなって寝ることになります。日中座った状態で股関節や膝関節が曲げっぱなしになっている人は、そのうえ寝ているときまで曲げっぱなしになるのです。

起きている間に股関節や膝関節を曲げていることが多い方は、せめて寝ているときは仰向けで寝て、股関節や膝関節を伸ばすようにしてください。真冬で寒いときに体の熱が逃げないよう丸くなるのは別として、仰向けの状態で大の字になって寝ていると、腋や鼠蹊部が開放されるので熱の放散がよくなり、またリンパの流れもよくなります。

そのほか、うつ伏せの寝方はどうでしょうか。この寝方はもっとも体に負担がかかります。たまにうつ伏せでないと寝られないという人がいますが、そのような方は体の歪みがかなりきつくなっていると思われます。

うつ伏せで寝る大きなデメリットは、腰の反りを助長し、腰回りの筋肉を緊張させてしまうことです。また、うつ伏せになると顔が下を向くことになりますが、それでは呼吸が苦しくなるので、結局、顔だけ横を向いて寝ることになります。**この状態を続けると、首の骨（頚椎）が捻れてきて首にかなり負担がかかります。**そして、寝違いを起こすことも多くなります。

さらに、うつ伏せ寝はお腹が圧迫されます。そのために内臓だけでなく、肺の両側にある肋骨も圧迫されるので、横向きで寝る以上に呼吸が妨げられます。だからうつ伏せで寝るのは避けたほうがいいのです。

やはり**仰向けで寝るのがいちばん理想的な寝方**です。そのためにも、日常の歩行で足指をしっかり使い、前面ルートの筋肉が過剰に緊張しないように気をつけることが重要です。

（※喘息や咳の症状、心臓疾患、妊娠後期の人などは、仰向けより横向きで寝るほうが呼吸が楽になることがあるので、そのような人は無理に仰向けで寝る必要はありません）

POINT

理想的な寝方は仰向け。仰向けで寝られない人は足指に要注意！

(6) お尻が突き出た立ち方をしている

類人猿とはゴリラ、チンパンジー、テナガザル、オランウータンなどは霊長類のなかでも人類に近く、もっとも進化した動物のことをいいます。

類人猿は人間と同様に二足歩行が可能ですが、決定的に違う点があります。それは、人間のように膝関節と股関節を完全に伸ばして直立歩行できないという点です。そのために、立ち方はいわゆる「屈曲立位」になっていて、骨盤も前傾しています。

この類人猿とは異なり、なぜ人類は進化において直立歩行による二足歩行ができるようになったのでしょうか。それは、**お尻の筋肉が発達したから**です。あれだけ筋肉隆々に見えるゴリラでも、お尻の筋肉はかなり薄いため、膝関節と股関節を完全に伸ばすことはできません。直立歩行はもちろん、長時間の二足歩行もできません。

ところが、人間はせっかく直立歩行ができるようになったのに、**足指をしっかり使った歩き方をしていないと、後面ルートの筋肉を使うことが少なくなり、お尻の筋肉が衰えてきます。**その結果、長時間の歩行が難しくなっていきます。行く末は寝たきりの生活になる可能性が高くなるのです。

後面ルートの筋肉は、お尻からさらに上にも続いています。**お尻の筋肉が使えていると、骨盤は安定し、背中も伸ばしやすくなります。**猫背や巻き肩にもなりません。類人猿の姿勢に逆戻りしたくなければ、足指をしっかりと使い、後面ルートの筋肉を使う習慣を身につけましょう。姿勢も、いつも若々しく保つことができます。

POINT
出っ尻の人は「後面ルート」の筋肉を使ってお尻の筋肉を鍛えよう!

(7) 椅子からすんなり立ち上がれなくなる

患者さんに問診をしていますと、「長時間座っていると、立とうと思ったとき腰が痛くてすぐに立ち上がれない」という話をよく聞きます。

現代の生活はパソコン作業や車での移動、家電製品の発達などで体を動かすことが減り、総じて座っている時間が長くなっています。その結果、**股関節はずっと縮こまりっぱなしになり固まっていきます。**

そのうえ、普段から足指を後ろにしっかり蹴って歩いていないと足を前に振り出して歩くようになり、足の前面ルートの筋肉が収縮して、さらに股関節が縮こまって固まります。立ち上がろうとしても、その股関節がすぐに緩まないため腰に痛みを感じるのです。
椅子からすんなり立ち上がれない人は、まずは**普段から座りっぱなしにならないように気をつけることと、日ごろから足指を使って後ろにしっかり蹴って歩く**ように心がけることが必要です。

POINT
「前面ルート」の筋肉が縮こまらないように、日ごろからよく体を動かし足指を使って歩こう！

(8) いつも肩や首がガチガチ

日本人は肩こりや首こりの人が多いですが、これも足指の使い方が関係しているのです。**足指を使って歩いていないと、下半身が不安定になり、バランスをとるために上半身の筋肉は常に緊張したままになります。この緊張が肩や首のこりを引き起こす**のです。

もちろん他の原因がある場合もありますが、**足指を使えていないことが原因の肩や首のこりは、かなりきつい症状になる場合が多い**です。なぜなら、足指から遠く離れた肩、首に症状が出てくるほど、その原因が足指の使い方にあることに気づかず、長い間悪い状態を放置していたからです。

なかには、首や肩の上にある頭部にまで症状が出ていることがあります。頭は体の最終砦ですから、ここに痛みが出ているということは、かなり厳しい状態になっています。早く足指の使い方に原因があることに気づき、真剣に足指を強化することが必要です。

じつは、首こりや肩こりがひどく、頭痛がきつい人の足指を診ていますと、共通していることがあります。

足の親指と2番目の指の間を足首に向かって上がっていき、足の甲の骨が交差する凹んだ箇所（138頁の図）に**太衝**《たいしょう》というツボがあるのですが、これらの症状の人はこのツボがひどく凝り固まっているのです。

太衝は鍼でもよく使うツボで、ここを刺激することで「気」や「血」を巡らせ、首や肩のこり、ストレス、頭痛、めまい、眼精疲労などの症状を緩和することができます。そして、この太衝を緩めるためにも足指の使い方を変えることが肝心なのです。

POINT 慢性の肩こり、頭痛の人は、足指を正しく使えていないことが多い

⑼常に疲れがとれない

来院される患者さんはもちろん、私の身近にも「睡眠を十分にとっているのに疲れが抜けない」という人が本当にたくさんいます。むしろ、いつも元気な人は少ないと感じるほどです。

なぜ、そんなに疲れが抜けないのでしょうか。じつは、**慢性疲労にも足指の使い方が深く関係しています。**これはどういうことか、一つ例をあげてみます。

たとえば、右足の指はしっかりと使えているのに、左足の指はほとんど使えていないという人がいるとします。脳は、左足が不安定な状態にあることを腱や靱帯といったセンサーからキャッチして、右足や上半身の筋肉に左足をサポートするよう指令を

送ります。

このとき左足が弱ければ弱いほど、他の筋肉の負担が大きくなり、その分、緊張を強いられます。**筋肉を緊張させるにはより多くのエネルギーが必要**となりますから、右足の筋肉が緊張すると、その分エネルギーが消費され、さらに右足だけではサポートできないとしたら上半身の筋肉まで緊張させることになり、もっとエネルギーが消費されます。こうして体は、エネルギー不足になり疲労していくのです。

この筋肉の緊張状態は日中だけでなく睡眠中も続きます。ずっと緊張しながら寝ているのです。こんな状態では寝ていても疲れはとれないので、睡眠時間は十分とれているのに起きたときスッキリしないということになります。

このように、片側の足指を使えていないだけでも慢性疲労が引き起こされるのです。

私は、**足指は人間の根っこ**であると考えています。植物も根っこがしっかりしていなければ綺麗な花が咲かないように、人間も根っこ（足指）がしっかりいていないと健康な体はつくられません。

足指をしっかり使うと、体の根っこが強固になり、健康な体がつくられます。「つま先立ち体操」は、そのために誰でもすぐにはじめられる足指強化法です。

POINT

足指が安定していないと、体のいたるところで緊張してエネルギー不足になる

⑽気分が沈んでやる気が出ない

足指をしっかり使って歩いていないと、慢性的な疲労に陥りやすいのですが、それは肉体面だけにとどまりません。精神的にもしんどい状態になり、気分が沈んでやる気が出なくなります。

筋肉がカチカチに緊張した箇所は血流が悪くなっています。東洋医学では、この状態を「血」の流れが悪くなっていると診断します。「血」の流れが悪くなると「気」の巡りも悪くなり、気分が沈んでやる気が出なくなるのです。

先ほどご紹介した「太衝」というツボは、「気」や「血」を巡らせるときに使うツボで、裏を返せば、気分が沈んでやる気が出ない人の「太衝」にはある種の反応が出ています。

いずれにしても、**足指をしっかり使えていないと、その影響は精神状態にも現われてくる**のです。もし気分が沈んでやる気が出ないようなら、足指をしっかり使って歩いてみてください。きっと「血」と「気」の巡りがよくなり、やる気が湧いてくると思います。

POINT

足指は精神状態にも影響する

以上、足指を正しく使えていないと現われる10の兆候について述べましたが、皆さんもいくつか該当する項目はありましたか。けっして、「たかが足指のこと」などと侮らないでください。**足指の使い方を変えるだけで、こんなに多くの健康リスクを回避できる可能性がある**のです。

2章

施術で解明！　足指の強化こそ健康の土台

弱った足のサインを見逃すな！

1章では、足指の使い方を間違っていると体全体にどんな悪影響が起こってくるのか、ご説明しました。そこで、この章の前半では、足指の使い方が間違っていると、具体的に「足」にどんな症状が現れるのかをご説明します。そして後半では、実際の患者さんの症例をもとに、さまざまなケースでどういうことが不調の原因になり得るかを説明し、その改善方法を具体的にご紹介します。

では、まず足に現われる症状についてご説明します。

(1)足指の先が地面から浮いている

足指をしっかりと踏み込んで、後ろに蹴るように歩く。これが歩くときの足指の正しい使い方です。ところが、不調を訴えられる方の足指は、先が丸まるか、反り上がり地面から浮いていることが多いのです。こういう状態の足指を**「浮き指」**といいます。

POINT

足指を正しく使えていると、足指の先が伸びて地面に着くようになる

(2) 外反母趾である

足の親指の付け根が変形して、隣の足指に近づき、ひどい場合だと親指が隣の指の上に重なったり、下に入り込んだりしています。このような状態が「**外反母趾**」です。また、親指ではなく小指の付け根が変形して内側（親指側）に反ってしまうこともあります。この状態を「**内反小趾**」といいます。

外反母趾の原因は靴にあると思われがちですが、それだけではなく、**足指をしっかりと使えていない**ことも大きく影響しています。

58頁の図にありますように、足裏には本来、**縦のアーチと横のアーチ**の二つがあります。これらがあることによって、足を接地したとき地面から受ける衝撃を緩和でき、また歩行の推進力を高めることもできます。

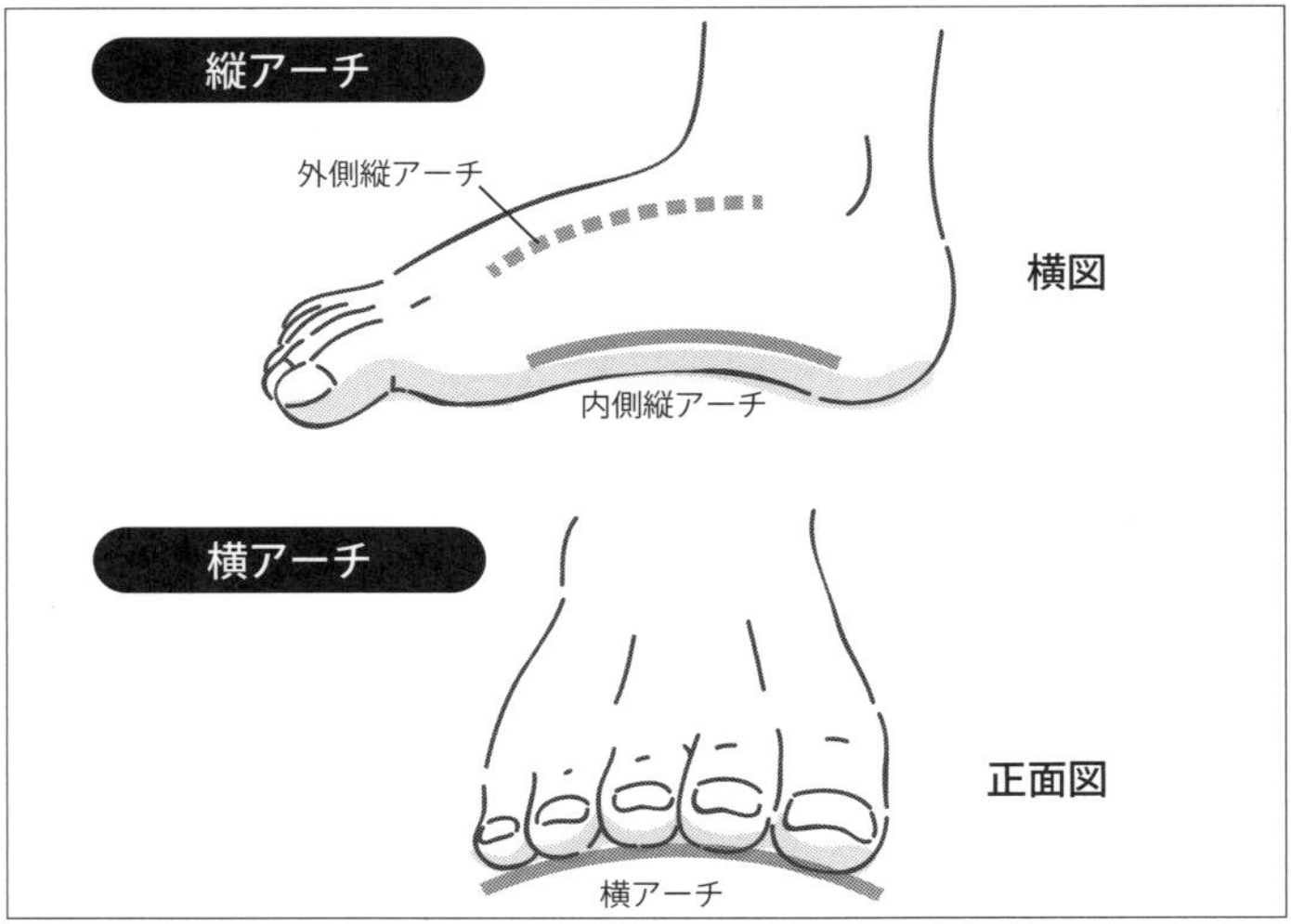

ところが、**外反母趾がひどくなると横アーチが無くなってきます。外反母趾の主な原因は足指、とくに親指を横に広げたり、おじぎさせたりする筋肉をしっかり使っていないこと**にありますが、そのために足指周辺の筋肉が弱くなり、足指の関節を補強している靱帯も緩くなります。その結果、横のアーチが低下し足の横幅が広がって**「開帳足」**といわれる状態になっていきます。

開帳足は足が地面にべたっとついた状態なので、そうなると足指の付け根にかかる負担が大きくなり、関節が外側に引っ張られてますます外反母趾がひどくなっていくのです。

さらに、**外反母趾は「足の型」も関係し**

ています。日本人の場合は、足指のなかで親指がいちばん長いエジプト型の人がもっとも多く、約70％がこの型だといわれています。親指が長い分、靴の中では親指が圧迫されるため、親指の付け根の関節が変形して外反母趾になりやすいともいわれています。

つまり日本人の足指はもともと外反母趾になりやすいのです。その点でも、できるだけ足指をしっかり使って歩くことが大切です。

もちろん、靴選びも慎重に行ないたいものです。できれば、シューフィッター（足と靴の知識を習得し、正しく合った靴を提案する専門家）がいる靴の専門店で購入することをおすすめします。

POINT
外反母趾の原因は
「足の親指の筋肉の弱化」、「足の型」、「靴」などさまざま

(3)扁平足である

外反母趾は横のアーチの低下と深い関連があると説明しましたが、扁平足は縦のアーチ、とくに**内側の縦アーチ**と深く関係しています。

内側の縦アーチというのは、いわゆる「**土踏まず**」です。足指をしっかり使って踏み込み後ろに蹴って歩いていないと、内側の縦アーチと関係している筋肉を使うことができず、ずっと引き伸ばされたままになり、このアーチが低下していきます。この状態が「**扁平足**」です。

扁平足の状態で歩行すると、地面からの衝撃を緩衝できないため疲労しやすくなります。ひどいときは**足底腱膜炎**になり、荷重時や歩行時に痛みを伴うこともあります。歩行時に足に痛みがあると、そこをかばおうとするために歩行がおかしくなり、他の箇所にも不調が及び、ますます体調が悪くなることもあります。

POINT

足指を正しく使うと、内側の縦アーチが形成され扁平足を防ぐことができる

正常な足の骨の位置

【中足骨底】
足の甲の中央付近にあり、足指をおじぎをするとへこむ

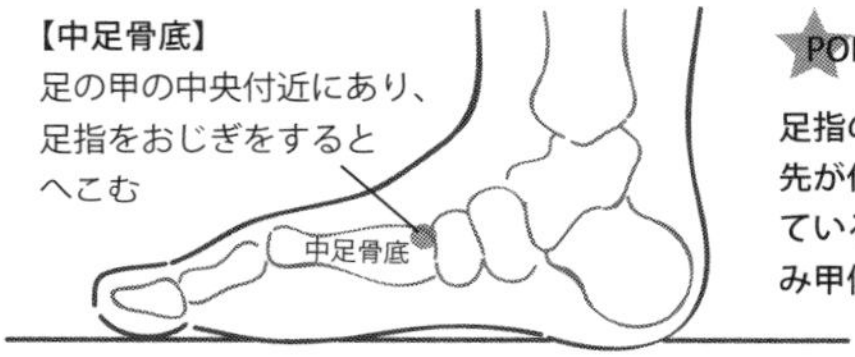

POINT
足指の付け根をおじぎして指先が伸びた状態で地面についていると、中足骨底は下に凹み甲側に浮いていない

指先が反り上がって地面から浮いている状態

【中足骨底】
指先が反り上がると甲側にゴツゴツ出て甲が高くなる

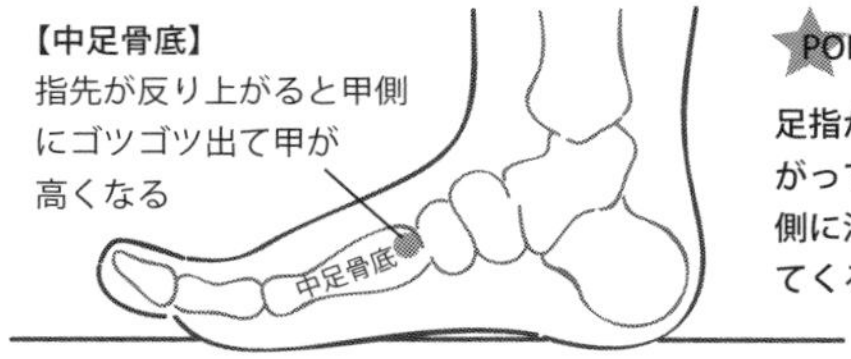

POINT
足指が地面から浮いて反り上がっていると、中足骨底は甲側に浮き出てきて甲が骨張ってくる

(4) 足の甲が高い

当院には足の甲が痛いと言って来院される患者さんがしばしばおられます。患部を診ますと**「中足骨底」**という箇所が甲側に出ていて、そこが靴に当たるために痛みを引き起こしていることがわかります。これも、足指が正しく使えていないことから起こっています。

歩くときに足指を踏み込むように使えている場合、足の指先は伸びて、足指の付け根はおじぎしています。このとき、中足骨底は凹みます。反対に、足の指先を上に反らせると足指の付け根の裏側は地面につきます。このとき、中足骨底は甲側に出てくるのです。

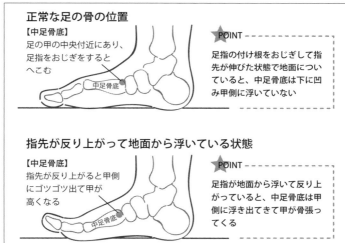

もし普段から中足骨底がゴッゴツ出て足の甲が高くなっているとしたら、足指が反っていて使えない状態になっているかもしれません。たとえ今は痛みが出ていなくても、いずれ痛みが出てきたり、他の箇所に症状が出てきたりする可能性があります。

POINT

足の甲の骨がゴツゴツ出ているのは、足指が使えていないサイン

⑸タコやウオノメができている

足のタコやウオノメは、同じ箇所に継続して摩擦が加わることで皮膚が硬くなり、肥厚してできます。足の裏を正しく使って歩行していれば、基本的にタコやウオノメはできません。

タコやウオノメができるのも、足指をしっかり使えていないことと関係しています。足指が地面から浮いて反り上がっていると、その分、歩行時に足指の付け根の裏側が過剰に摩擦されます。この状態が長く続くと、そこにタコやウオノメができるのです。

とくに女性の場合は、第2指、第3指の付け根の裏側にタコやウオノメができていることがよく見られます。正常な足裏には横のアーチがあり、第2指、第3指、第4指の付け根は地面から少し浮いています。ところが、**足指をしっかり使っていないと横のアーチが低下するため、第2指、第3指、第4指の付け根の裏側が地面に着き、歩行時に過剰に摩擦されるためタコやウオノメができてしまう**のです。

(2)で外反母趾になると横のアーチが低下していくと説明しましたが、そのために外反母趾でもタコやウオノメができやすくなります。

なかには、足の指先の甲側にタコやウオノメができる人がいます。足指が浮いて反り上がったまま歩いていると足指の甲側が靴と擦れるため、タコやウオノメができやすくなるのです。

POINT
タコやウオノメは足指の使い方が原因となり得る

⑥足指の間が硬い

足指の間が硬い場合も、足指がしっかり使えていない可能性があります。足指の周辺には、足指を開くときに使う筋肉と閉じるときに使う筋肉があります。もし**指と指の間が硬くなっていたら、普段から足指を広げて使っていないため、足指を開く筋肉が硬く固まっている可能性があります。**

足指は本来、自分の意思で自由に動かすことができます。足指でグー、パーをすることもできるのです。でも、実際にやってみると、うまく動かせなかったり、動かせても左右の足指で差があったりすることがあります。それは、足指の間が硬くなっているからです。

足指の間が硬いと、足指を使いにくいだけではありません。じつは、足指の間は心臓から流れてくる血液が到着する末端であり、また心臓に戻っていく血液の折り返し地点でもあります。ですから、そこが硬くなると、血液の循環が悪くなるのです。

足指をしっかり使っていると、足指の間が柔らかくなり動きもよくなるので、血液の流れが良くなります。逆に、足指をあまり使っていないと、足指の間が硬くなり動きも悪くなるので血液の流れが悪くなります。そのために、**末端冷え症やむくみ、下**

肢静脈瘤などの症状が出てくることもあります。さらに悪くなると、高血圧や動脈硬化、血管の梗塞にもつながる可能性があります。

そこで、簡単に足指の間を広げられるおすすめの方法をご紹介します。それは足の爪にペディキュア（足のマニキュア）を塗るときに使用する**トゥースペーサー（フットスペーサー）**をはめて、足指を広げる方法です。寝る前にこれを着けて休むと、寝ている間に足指の間を広げるのに役立ちます。

足指の間をほぐすエクササイズとともに、このトゥースペーサーを使うと、さらに大きな効果が期待できます。

POINT

足指を正しく使うと足指の間が柔らかくなり、血液循環もよくなる

(7)内くるぶしと外くるぶしの間が広がっている

内くるぶしは脛骨《けいこつ》（すねの骨）のいちばん下にあります。一方、外くるぶしは、脛

内くるぶしと外くるぶしと距骨

外側にだけ荷重して歩いていると距骨が傾き腓骨を外側に広げてしまう。その結果、内くるぶしと外くるぶしの間が広がってしまう

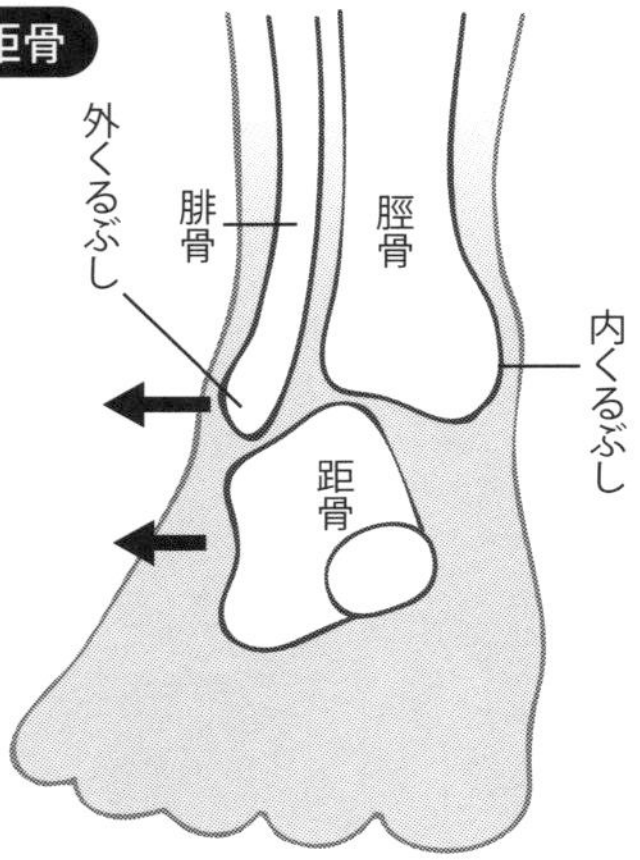

足首の正面図

骨の外側にある**腓骨**《ひこつ》のいちばん下にあります。そして、内くるぶしと外くるぶしの間に挟まっている骨が**距骨**《きょこつ》です。**足の関節が正常に動き、全身のバランスが保たれるためには、この距骨の位置が非常に重要**になります。

もし距骨が傾いてしまうと、内くるぶしと外くるぶしの間が広がり足元のバランスが崩れるので、体の不調を招く恐れがあります。じつは、これも足指の使い方が関係していることが多いのです。

たとえば、足の親指までしっかりと踏み込まず足裏の外側だけを使って歩いていると、距骨が傾いて足関節の動きがおかしくなります。また、距骨の傾きがひどくなる

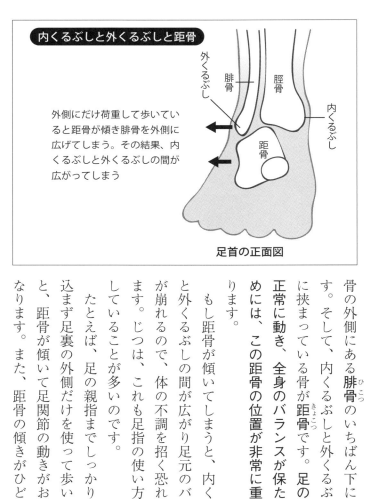

ほど腓骨が外側に広がって、その結果内くるぶしと外くるぶしの間が広がります。この状態をそのままにしておくと、全身の不調につながりやすくなります。

内くるぶしと外くるぶしの間の広がりに左右の足で差がある場合は、広がりがある側に何らかの症状が出ていることがあります。

POINT
足指の使い方しだいで足関節の骨の位置も変わってくる

⑻足周辺に血色の悪い血管が広がっている

患者さんの足を診ていますと、暗赤色をした細かい糸くずのような血管があちこちに散在していることがあります。東洋医学では、これを「細絡《さいらく》」と呼んでいますが、これは足指を使えていない影響などもあって血流が悪くなり、汚れた血液が停滞し溜まっている状態です。

たとえば女性で内くるぶし周辺に細絡が出ている場合は、冷え症や生理痛を含む婦

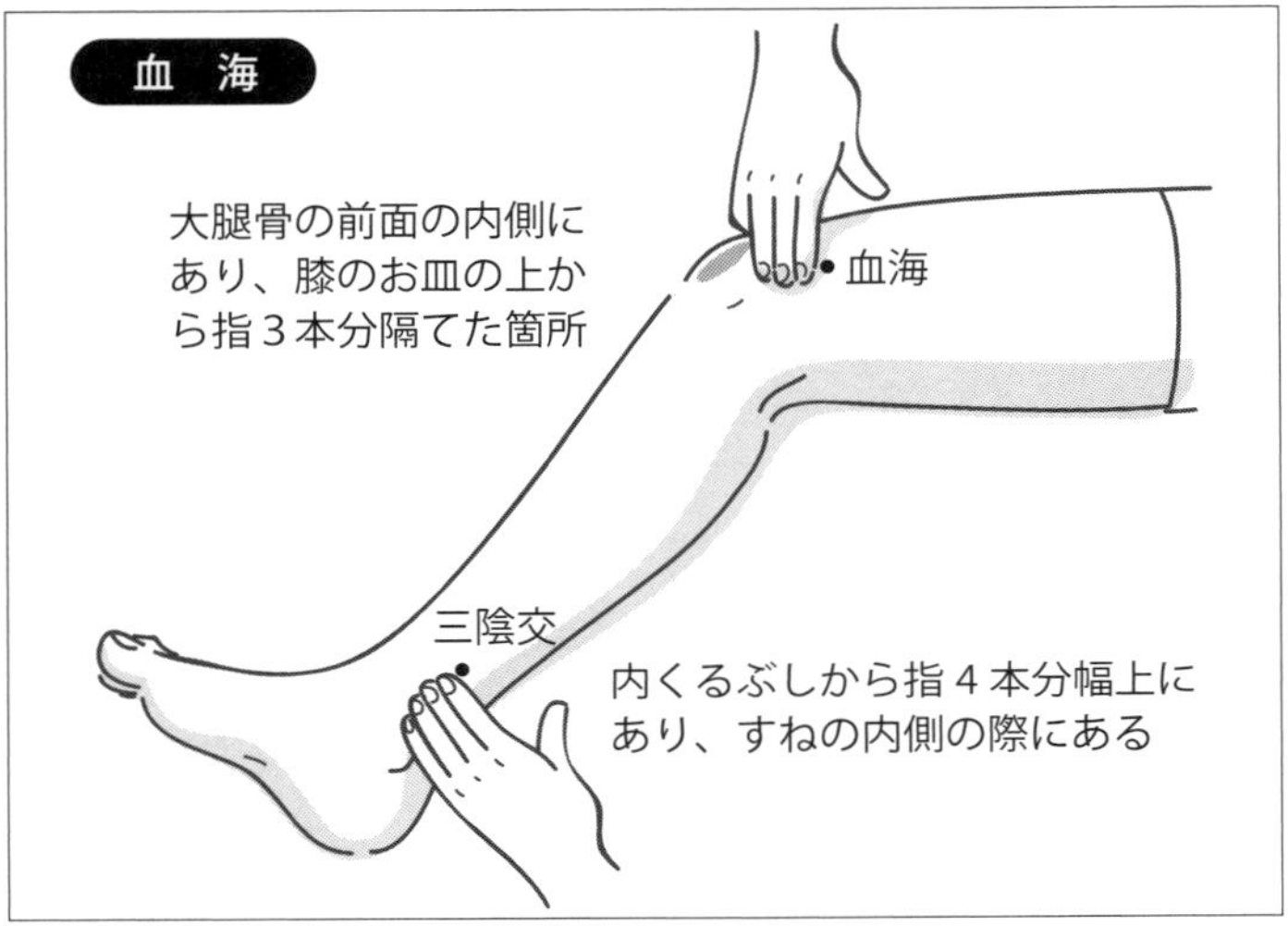
血　海
大腿骨の前面の内側にあり、膝のお皿の上から指３本分隔てた箇所
血海
三陰交
内くるぶしから指４本分幅上にあり、すねの内側の際にある

人科系の疾患が疑われます。このような場合、すねの骨の内側のきわがカチカチに硬くなっていたり、逆に押したら凹んで戻らなくなっていたりすることがよくあります。

ツボの周辺に細絡が現われている場合は、そのツボに関係する疾患の可能性を示しています。

たとえば、内くるぶしから指4本分上にあるツボは「**三陰交**」と呼ばれ、婦人科系疾患の特効穴としてもよく使われるツボなのですが、その周辺に細絡が現われていたら、婦人科系疾患の可能性があります。もう一つ、膝のお皿の内側から指3本分上にあるツボは「**血海**」と呼ばれ、ここに細絡が現われていたら、膝の痛みや生理痛がある可能性が高いです。

POINT
細絡は血流障害のサイン

⑼膝の上の部分と下の部分が捻れている

足指をしっかり使えていないと、膝から上の大腿部と、膝から下の下腿部が捻れてくることがあります。これはどういうことでしょうか。

足指、とくに親指までしっかり踏み込んで歩いていないと、足の親指側に体重を乗せて後ろに蹴る筋肉が使えなくなってきて下腿部は外側に崩れていきます。体は、そのバランスの崩れを戻すために大腿部を内側に閉じようとします。これがひどくなると、大腿部と下腿部の捻れがひどくなり、いわゆる**O脚**になります。

ひどくなると膝に痛みが出てきて、さらには股関節に痛みが出ることもあります。それを補おうとして腰への負担も大きくなり腰痛を引き起こすこともあります。

このような負の連鎖を断ち切るためには、大本である足指の使い方を変えることからはじめなければなりません。

POINT 足の捻れは、とくに足の親指が関係している

足指がきちんと使えていない方によく見られる足の特徴は以上ですが、皆さんには該当するものがありましたか。もしあるとしたら、今は痛みが出ていなくても、今後出てくる可能性があります。今は普通に歩けているようでも、いずれ歩くのが辛くなるかもしれません。

痛くなってから対応する、動けなくなってから介護を頼むのではなく、今できることを実践して、不調が出ない体づくりをしていくことが大切です。その第一歩として、誰でも簡単にできる「つま先立ち体操」をぜひはじめてみてください。

足の指と指の間をほぐすことが体にいいのはなぜ?

3章でくわしく説明しますが、「つま先立ち体操」をする前に、準備運動として二つのプレエクササイズを行ないます。その目的のひとつは、足指の間をほぐすことにあります。

足指を使っていないと足指の間が硬くなり、ますます使えなくなるので、そうならないために足指の間をほどくことが大切です。それには大きなメリットが四つあります。

〈第1のメリット〉足の動きが良くなり、正常歩行への近道

5本の足指のうち、親指と小指は他の指より独立した動きをすることができます。それによって小指と親指を中心に足指をしっかり踏み込んで後ろに蹴りながら歩くことができるのです。ところが、足指の間が硬くなると、その動きが十分にできなくなり、正常な歩行が難しくなります。

足指の間をほぐすことで、足指の本来の動きが可能になります。これこそ正常歩行

への近道なのです。

〈第2のメリット〉足の安定性の向上

正常な足裏には縦のアーチと横のアーチがあるとお伝えしましたが、足指の間が硬くなると、これらのアーチが崩れやすくなります。足指の間が硬いと思ったら、ほぐしてください。足裏のアーチが正しい状態に戻ってきて、足指を使って歩きやすくなり、足の安定性も向上します。

〈第3のメリット〉足の疲労の軽減

足指の間をほぐして足裏のアーチが形成されてくると、歩いているときに地面から受ける衝撃が緩和されるので、足の疲労感が軽減されます。その分、より長い時間、より長い距離を歩くことができるようになり、筋肉強化にもつながります。

〈第4のメリット〉足の血流の改善

東洋医学では、人間の身体は「頭寒足熱」という状態が望ましいといわれています。文字どおり、**足元は温かく、頭は熱が冷めていてのぼせていない状態**です。この状態にしていると、冷え症やむくみだけでなく、肩こり、頭痛、眼精疲労などにもなりにくいのです。

足元が温かい状態であるためには、足元の血液循環がよくなければいけないのですが、それには足指の間をほぐすことが効果的です。足指の間は、心臓から末端に流れてきた血液がまた心臓に戻っていく折り返し地点です。ここをほぐしておくことによって、足元の血液循環がよくなり、体全体の血液循環の改善へとつながっていきます。

POINT
足指間をほぐすことは正常な足指の基礎をつくる

足指で特に大切な指は○指

足の構造をざっくりと見ますと、**前足部と中足部と後足部**という三つのパーツから成り立っています。前足部は足の指がある部分で、後足部はかかとや足首がある部分、中足部は前足部と後足部の間の部分です。

この三つのパーツのうち意識的に動かすことができるのは、前足部と後足部です。まず後足部は、かかとの骨である踵骨《しょうこつ》と距骨で構成されています。

地面と直接接している踵骨と、その上に乗っている距骨との位置関係は、重心の位置を決める上でも非常に大切です。なぜならこの位置関係が崩れると、その上にある体のバランスが総崩れになる可能性があるからです。

一方、前足部は前方に重心移動したときに体を安定させる役割を持つとともに、後ろに蹴って歩くときの推進力を生みだす役割も担っています。

足の骨を見ますと、後足部から前足部に向かって骨が放射状に広がり、その先は五つのパーツに分かれていて、前足部は後足部よりも複雑な動きが可能になっています。この前足部のどの指を使うかで、後足部を構成する骨の位置は変わります。

前足部にある5本の指のうち、親指と小指がとくに大切な役割をしているとお伝えしましたが、そのなかでも決定的な役割を担っているのは**親指**です。その親指を使えていないと重心が外側にかかってしまい、膝の痛みやO脚、股関節痛、腰痛などがより起こりやすくなります。また、体全体が安定性を失うリスクも高くなります。

POINT
足の安定感をつくるのは親指

足指をしっかり使うだけで体の不調が改善

ここからは、当院に来院された患者さんの事例を挙げながら、足指の使い方しだいで、体が良くも悪くも影響を受けるということを知っていただきたいと思います。

▼久しぶりにヒールの高い靴を履いたら左膝に激痛が（50歳代女性）

この女性は、長い時間立っていると左膝が少しだるくなるなど若干の違和感を感じていましたが、痛みはありませんでした。ところが、ある日久しぶりに普段より高いヒールの靴を履いて長時間歩いたところ左膝の内側に痛みが生じ、その痛みが日を追うごとにひどくなっていきました。左足を引きずって歩くようになり、階段の昇り降りやしゃがむのも辛いということで、当院に来院されました。

左膝を診てみると腫れていて熱感もあり、炎症を起こしていました。足元を診ると、左足の指はどれもつま先が反り上がり地面に着いていません。とくに親指の反り上がりはきつく、歩くとき足裏の内側にほぼ荷重していないこともわかりました。

また、左足の下腿部は外側に捻れ、大腿部は内側に捻れていて、その間にある膝の関節にはかなり負担がかかっている状態でした。私がとくに注目したのは次の3点です。

①立っているだけで膝に症状が出る

この患者さんに限ったことではありませんが、**立っているだけで膝がだるい、痛いなどの症状がある場合は、ほとんど足元に問題があります。**膝が悪いわけではないのです。

②久しぶりに高いヒールの靴を履き長時間歩く

この女性のように、普段ヒールの高い靴を履かない人が久しぶりに履くと、足の使い方が変わってしまい、膝にかかる負担が大きくなります。しかも、ヒールの高い靴は先細りタイプのものが多く、かかとの位置も高いため、足元が不安定になり、膝への負担も大きくなります。

一般的に男性に比べて筋肉量が少ない女性が、不安定な靴を履くと、足元が不安定になります。また、**ヒールの高い靴は構造上、足指が広がりにくく指が反りやすいので、足指まで踏み込んで後ろに蹴って歩くことは難しくなります。**

③足の親指が反り上がり足裏の内側に荷重していない

親指までしっかりと踏み込めず、足裏の外側にしか荷重していない状態で歩いていると、下腿部は外側に回旋（外旋）しながら捻れ、大腿部は内旋しながら捻じれていきます。**膝の関節は単純に曲げるか伸ばすしかできず、捻れに対しては弱い関節**なので、無理して捻れた状態のまま歩き続けると、いつか膝が悲鳴をあげてしまいます。

これらのことを踏まえて、まず3日間、膝のアイシングをしてもらい、その最中に足指の間をしっかりとほぐしてもらいました。同時に、足指を付け根からおじぎをするように曲げるエクササイズも行なっていただきました。

膝の炎症がひいたあとは骨の位置を矯正し、自宅で、足指の準備運動と「つま先立ち体操」を毎日行なっていただきました。また、歩くときは、足指をしっかり使って歩くことを意識してもらいました。

その結果、初来院から1週間で歩行時の膝の痛みが無くなり、その3日後には階段の昇降時の痛みも無くなりました。怖くてなかなかできなかった正座も、来院後約2週間でできるようになったのです。

その女性は、「今はヒールのある靴を履いて長時間ショッピングをしても痛みは出ないし、疲れも出ない。すごく嬉しい」と喜んでくださいました。これまでは、つまずいて転びそうになることが多かったけれど、今は安心して歩けるということです。

▼腰痛で授業を受けるどころではない（20歳代男性）

この男性は、普段から授業や勉強のため1日中座っていることが多い学生さんです。はじめは、授業で長時間座っていると腰がだるくなってくる程度でしたが、徐々に痛みが強くなり、座って授業を受けられないほどになってきました。

家にいるときでも座っていると辛くなるので横になっていましたが、仰向けでは寝られず、必ず横向きで寝ていました。

この男性の腰回りを診ますと、骨盤の左の骨が右の骨に比べて後ろに傾いていました。また、左の股関節の前面は縮んで硬くなっていました。前後屈をしようとすると痛くて動かせないほどです。

普段の座り方を聞いたところ、左足を右足の上に組んで座っていることが多いとのことでした。足元を診ると、左の足指が異常なほど反り上がっていました。私がとくに注目したのは次の４点です。

①座っている時間が長い

座っている時間が長いと股関節を曲げた状態が続くので、股関節周辺の筋肉が硬くなりやすいのです。とくに股関節前面の鼠蹊部は、太い血管やリンパ節が集中している箇所なので、この周辺の筋肉が硬くなり縮こまっていくと、血液やリンパ液の循環が悪くなります。

その結果、老廃物や疲労物質が溜まって、だるさ、痛み、むくみ、冷えなどの症状が出てきます。

可能であれば、1時間に1回くらい立って股関節を動かし、血液やリンパ液の循環をよくすると良いでしょう。

②足を組んで座る

足を組んだ座り方は、左右非対称の座り方です。大概の人は組みやすい足を上にしますが、それは**骨盤が歪んでいるサイン**です。この学生さんの場合、左足を右足の上に組むのがクセになっていました。

左足を右足の上に組むときには、左足を上げて内側に捻ることになります。左足をあげると、骨盤の左の骨は後ろに傾きます（いわゆる後傾という状態です）。この状態で左足を内側に閉じて捻ると、骨盤の左側や左股関節が閉じたまま固まり、血液やリンパ液の循環も悪くなります。

さらに、この男性は左足を組んだ状態で授業中に机に突っ伏して寝てしまうこともしばしばあったそうです。この状態だとより股関節の前面が縮こまり、股関節の動きが悪くなり、骨盤や腰椎の位置が崩れてしまうため、腰への負担が大きくなってしまいます。

③仰向けで寝ると痛い

本来、体の構造上、**左右対称となる仰向けがもっとも寝やすい姿勢**です。しかし、前章でお話ししたように、この学生さんのように**股関節の前面が縮こまっている人は、仰向けで膝を伸ばして寝ると腰が上に引っ張られて反り腰になってしまいます。**反り腰の状態で仰向けに寝ると、腰の部分が寝具に着かない状態になり、腰周辺の筋肉はずっと緊張したままになります。その結果、痛みが出て仰向けで寝られないのです。

そのため、この男性は横向きに寝ていたのですが、横向きに寝ると股関節を曲げた状態になるので股関節が縮こまったままになります。

呼吸器疾患や心臓疾患、妊婦など仰向けが体に負担のかかる場合以外は、股関節を伸ばすために仰向けで寝ることをおすすめします。

④足指が使えないと、股関節の動きが悪くなる

この男性の左足の指は反り上がって浮いていました。このような状態では、左足の指で踏み込み、後ろに蹴って歩くことは困難です。しかも、股関節の前面が伸びずに縮こまっているので左の股関節の動きも悪くなります。

これらのことを踏まえて、当院で骨を正常な位置に矯正し、自宅で足指の準備運動

と「つま先立ち体操」を毎日続けてもらいました。

そのうえで、歩くときは足指までしっかり踏み込んで後ろに蹴るように意識し、座るときは両足の裏をしっかり地面につけるように注意していただきました。

その結果、約2週間で座位では腰の痛みがほぼ無くなり、授業を支障なく受けられるようになりました。さらに1週間後には仰向けでも寝られるようになったのです。

調子が良くなったので、しばらく通院していませんでしたが、ある日再び腰が痛くなったと再来院されました。心当たりを聞いてみると、調子が良くなったので気が緩み、「つま先立ち体操」を止めていたといいます。

また、しっかり足指を使って歩けていなかったことがわかり「つま先立ち体操」を再開したところ、すぐに腰痛は改善されました。そのときの反省を生かし、その後も「つま先立ち体操」を継続し、今では腰痛のない毎日を送っています。

▼坐骨神経痛で足に常にしびれがある（60歳代男性）

この男性は、職場でデスクワークのためにほぼ1日中座っていることが多いそうです。日頃からあまり運動をしなかったこともあり、筋肉はかなり弱くなり硬くなっていました。長時間座っていると足に鈍痛としびれが出て、長く座っているのが辛いということでした。

腰の周辺を診ると、骨盤の右の骨が崩れ、右太ももの内側や前側の筋肉は緊張したまま硬くなっていました。さらに右下腿部は大幅に外旋していて、外側の筋肉が張っていました。

足元は、右側の足指が全体的に反り上がり、とくに親指の反り上がりはかなりひどい状態でした。私がとくに注目したことは次の点です。

①足に鈍痛としびれが出てきた

この男性は、右の足指が反り上がっていて、歩くとき足指がほとんど使えていない状態でした。足指を使っていないことで蹴る筋肉が弱くなり、一方で足を上げるときに使う足の前面の筋肉が過剰に収縮した状態になっていました。前面の筋肉の緊張によって後面の弱ったお尻の筋肉が引っ張られてしまい、その結果、坐骨神経も常に引っ張られる状態になり、鈍痛やしびれが起こっていたのです。

このことを踏まえて、当院では骨の位置を矯正し、あとは自宅で、足指の準備運動と「つま先立ち体操」を3日間続けていただきました。

さらに、3日後からは右足の片足で行なう「つま先立ち体操」も追加して続けていただきました。

1週間後に状態をチェックすると、右腰部の痛みや、お尻から右大腿部にかけてのしびれがほぼ無くなっていました。骨盤右側の崩れや、太ももの内側の筋肉の過剰な緊張も改善していました。そして何より、右足の親指のつま先がしっかり伸びて地面に着くようになっていたのです。

▼死ぬまで肩こり、頭痛と付き合うことを覚悟していた(40歳代女性)

この女性は、学生時代からきつい肩こりと頭痛に悩まされ、毎日鎮痛剤を服用することが習慣になっていました。服用してもあまりおさまりませんでしたが、服用しないと痛みで仕事ができなくなるかもしれないという不安で毎日飲み続けていました。肩こりと頭痛のためにイライラすることも多く、家族に当たってしまうこともしばしばありました。

これまで病院や整骨院を何箇所も通院したそうですが一向に良くならず、一生このままかもしれないとあきらめつつも、一縷の望みをかけて当院に来院されました。

肩の周辺を診ると、右肩が左肩に比べて高い位置にありました。さらにその右肩は前方に引っ張られて巻き肩になっていて、肩甲骨は固まってほとんど動かない状態でした。その影響から、かなりきつい猫背になっていました。

さらに骨盤周辺を診ますと、骨盤の右の骨が後傾していてさらに外側にも傾いていました。足指は、やはり右の足指の先が全体的に丸まって浮いていました。私がとくに注目したことは次の3点です。

①左右の肩の位置が違う

歩行時に右足の指が使えていないために、右足の後面ルートの筋肉がうまく連動せず、立位時には骨盤の右の骨が後傾して外側に傾いていました。

また、骨盤の後傾に対しては上半身でバランスをとろうとして、右肩が前方に出ていました。肩甲骨は背骨から離され前方に引っ張られて固まっていて、そのために猫背にもなっていました。

骨盤の外側への傾きに対しては、右肩を引き上げて（すくめて）バランスをとっていました。

結局、下半身が崩れているかぎり肩をずっと引き上げていなければならなくなり、そのための筋肉（僧帽筋）はずっと収縮している状態でした。緩めることを許されないのです。そのことが、この女性の肩こりを引き起こしていたのです。

一般的に肩こりは、僧帽筋が過剰に収縮している場合が多いです。

②鎮痛剤に頼りすぎて根本的な改善に取り組んでいない

この女性は、数十年間にわたりほぼ毎日鎮痛剤を服用していました。薬を服用した後は少しの間痛みが軽減されますが、またすぐ元の状態に戻ってしまいます。それは当然のことで、鎮痛剤では根本的な改善にはならず、あくまで対症療法だからです。根本的な改善には、まず足指をしっかり使えるようにすることからはじめるべきなのです。

③精神状態もしんどくなっている

東洋医学では「気」「血」「水」の三つの流れが良くないと、身体に不調が出てくるといわれています。足指が使えないと、筋肉が固まり、その結果血液が滞り（「血滞」）、そして気も滞る（「気滞」）ようになります。まさにこの女性は**血滞からくる気滞の状態**で、ちょっとしたことですぐイライラしたり、自己嫌悪に陥ったり、自分で感情を抑えられなくなったりしていたのです。そのままにしていると、精神も病んできます。

これらのことを踏まえて、当院で足元から骨の位置を矯正して、凝り固まった肩周辺の筋肉の緊張を緩めました。自宅では、足指の準備運動と「つま先立ち体操」を毎日続けていただきました。

5日目からは、座った状態からつま先立ちで立ち上がるエクササイズも追加して行なっていただきました。

結果は、初診から1週間で、数十年続いていた頑固な肩こりや頭痛が影を潜め、薬の服用はほとんど必要なくなりました。

骨盤の右の骨や右肩は正常な位置に近づき、足指はしっかりと伸びて「足指を使って歩く感覚がはじめてわかりました」と言えるまでに足元が安定しました。

「肩こりや頭痛の原因がまさか足指にあったなんて思いもよらなかったわ。いつまで経っても治らないわけだわ」とびっくりされていましたが、気がついたらイライラすることもほとんど無くなっていました。

それと同時にお子さんの笑顔も増え、家族の関係も良くなったそうです。今でも、毎日欠かさず「つま先立ち体操」を続けています。

▼靴下を履かないと寝られない(30歳代女性)

この女性は幼少時から末端冷え症で、30歳代になっても11月から4月までの半年間は靴下を履かないと寝られない状態でした。とくに温度が下がる真冬は靴下を二重に履いても足が冷たくて寝られなかったそうです。

何とかしたいと思い、毎日15分以上湯船に浸かるようにしましたが、お風呂から出るとすぐに足が冷えてしまいます。

この女性の歩き方を見ますと、まるでアヒルがお尻を突き出して左右に振って歩くような歩き方をしていました。いわゆる「へっぴり腰」で歩いている感じなのです。立っているときも「へっぴり腰」になっていました。骨盤周辺を診ますと、骨盤の両側の前傾がかなりきつく、とくに左側の骨は著しく前傾していました。

足の状態はというと、両側とも足指がすべて反り上がり、浮いています。しかも足の甲（中足骨底）は高くなり、骨がゴツゴツ飛び出しています。話を聞いてみますと、以前は毎日のようにかなり高いヒールの靴を履いていたそうです。私がとくに注目したことは次の4点です。

①常にへっぴり腰

へっぴり腰の人は股関節の前面が縮こまっています。この箇所は鼠蹊部といい、大腿動脈、大腿静脈や鼠径リンパ節が存在する循環の要所です。そこが縮こまってしまうと、血液やリンパ液が足元まで流れにくくなり、また足元から心臓にも還りにくくなります。

そのために冷えやむくみといった症状が出やすくなるのです。

②体を保温しているのに冷えが改善しない

この女性のように、いくら靴下を履いたり電気毛布を使ったりしても、体の外側から保温しているだけなので、冷えは改善しません。そればかりか体は、外側からの保温を自分が内部から産生している熱のように勘違いするため、ますます体内から熱を生み出そうとしなくなります。

体の外側からの保温で寝汗をかいて、かえって体を冷やしてしまうこともあります。大切なのは、できるだけ自分の体内で熱を産生することです。それこそが冷えを根本的に解決する方法なのです。足指をしっかり使って歩くと代謝がよくなるので、体内での熱産生も活性化します。

③毎日のようにヒールの高い靴を履いていた

足の末端には毛細血管が多く存在し、これはとても細いため血流が悪くなりやすいのです。そのうえにヒールの高い靴や先細りの靴を履くと、足指が使えなくなり、周辺の筋肉が硬くなって血流が悪くなります。

また、夏になると裸足でサンダル系の靴を履く人が多くなりますが、じつはこれも要注意です。サンダル系の靴を履くと足指を反らして歩くので、足指を使って後ろに蹴って歩くのを妨げます。その結果、ヒールが高い靴同様、足指がうまく使えず血流が悪くなりやすいのです。そのために冷え症はどんどんきつくなっていきます。

そうしたことにも気をつけて、足指を使いやすい履物を選ぶようにしてください。

④足の甲（中骨骨底）がかなり高くなっている

この女性は、異常に中足骨底が甲側に飛び出していました。これは足指を使えていないことで起こってきます。

これらのことをふまえて、骨の位置を矯正した後、自宅で、足指の準備運動と「つま先立ち体操」を毎日続けていただきました。

すると10日ぐらい過ぎたあたりから足元がポカポカして温かくなってきました。それとともに、夜はスムーズに入眠できるようになりました。現在は、その状態をずっとキープするために、片足で行なう「片足つま先立ち体操」も加えて続けています。

足先が冷えてなかなか寝られないという人はたくさんいます。この女性のように、足指のエクササイズからはじめると、冷え症の改善につながります。

▼両膝の間にこぶしが入ってしまうくらいのO脚（女子高校生）

この女の子は両膝の間にこぶしが入ってしまうくらいO脚がきつく、おまけに足がどんどん太くなってきていることも気になって、足の矯正目的で来院されました。

痛みなどの症状は出ていませんでしたが、下半身の各箇所の骨の位置が、正常な位置からかなり逸脱していて、正常な機能を果たしていませんでした。

まず、足元の状態から診ていくと、あちこちで足の弱りのサインが見つかりました。両足共にいい状態ではありませんでしたが、特に右足は良くない状態で、足指間は固まり、足指の先も反り上がって地面に着いていない状態でした。とくに親指の反りはきつくなっています。歩き方をチェックしてみると、足の外側ばかり使って歩き、横振れしていました。

足首の両くるぶし間の幅もかなり広がっていて、足関節の位置の崩れを如実に示していたのです。私がとくに注目したことは次の2点です。

①ひどいO脚である

足の親指を使えていないと、足の内側に荷重できなくなり、下腿部は外側に崩れていきます。また、体はバランスをとるために大腿部を内側に閉じようとします。この状態がひどくなるとO脚になります。ちなみに**ガニ股も足元の崩れから起こります。**

②両くるぶし間の幅が広がっている

足指をしっかりと蹴って使えていると、足首も伸ばして使え、それと同時に両くるぶし間は閉じて幅は狭くなります。これが正常な動きです。

一方、足指を使わずにかかとで歩いていると、足首は伸ばさずに常に反らした状態になるので、両くるぶし間が広がります。

常に両くるぶしの間が広がっているということは、骨を正常な位置で集約できていない証拠です。

これは、足首周りの筋肉が弱いサインです。骨の位置も収まりが悪くなります。足指を使わずに歩行することが日常的になっていくと、両くるぶし間は少しずつ広がり、その状態のまま固まっていきます。こうなると、ますます足指が使いにくい状態になるという悪循環に陥ります。

以上のポイントを踏まえたうえで、骨を正常な位置に矯正した後、自宅では足指を使えるようにするための足指の準備運動と「つま先立ち体操」を毎日続けていただきました。「つま先立ち体操」は、お尻をしっかり締めることを意識して行ない、股関節の内側への捻れを開放するようにしました。

また、下腿部は外側に、大腿部は内側に捻れていたので、この箇所の捻れを元に戻すエクササイズも両足1日15回ずつしていただきました。

10日後に経過をチェックしたところ、こぶしが楽に入るくらい広がっていた両膝の内側の間が、指3本分くらいの幅に変わっていました。足指も指先がしっかり伸びて地面に着けるようになっていました。

最終的には、初診から2カ月後、両膝の内側の間は指1本が入るか入らないくらいに狭くなっていました。

また、本人がとても気にしていた足の太さも、だいぶ解消されていました。

これは足指が使えるようになり、足の後面ルートが使えるようになった結果、過剰に使い過ぎて太くなっていた太ももの前面が細くなってきたからです。

それ以外にも、ヒップラインが上がり、猫背だった姿勢も徐々に良くなっていったのです。

若い人でもO脚になります。この状態を何年も続けると、将来、変形性膝関節症になって膝に痛みが出てきたり、その悪い連動が上にもつながったりして、股関節や腰にも悪影響が及んでいくのです。

O脚は大半が足元の崩れから起こります。O脚の方は早めに足指から立て直していきましょう。

▼いつもヘトヘトで笑顔を忘れていた（50歳代女性）

この女性は、とくに激しい運動や忙しい仕事をしているわけでもないのに毎日疲労感があり、この数年間、快適な日を過ごしたことがないとのことでした。肩こりはきつく、ほぼ毎日頭痛も出ていてすぐ横になりたくなっていました。

食欲はなく、食べると胃が痛くなることもしばしば。末端冷え症はかなりきつく、手足は夏以外いつも冷たい状態でした。日常生活の行動パターンを聞くと、遠くに外出することはほとんどなく、外出したとしても自転車で移動することが大半とのことでした。

この女性の足元をチェックしたところ、両足の足指はすべて丸くなり地面から浮いていて、指の間が硬くなっていました。その他に、外反母趾、扁平足、足の裏のタコといった症状もありました。骨盤は後傾がきつく、猫背でかなり姿勢が悪くなっていました。この女性について、私がとくに注目したのは次の2点です。

①休んでいるのに疲労が回復しない

疲労が蓄積しないように適度に休むことは間違っていませんが、休みすぎはかえって疲労を蓄積させてしまいます。

皆さんも仕事などで蓄積した疲労を回復させようとして、休日はお昼近くまで寝たものの、かえって体がだるくなり、頭はぼーっとしてまったくすっきりしなかったという経験をしたことはありませんか。

寝ている間は寝返り程度しか体を動かさないので、血液の流れが悪くなり、体温も低下していきます。この状態が長すぎると筋肉が硬化するため、起きたら体がガチガチということになってしまうのです。

適度な緊張と適度なリラックスによって体調は良くなります。リラックスばかりでは、小さな緊張やストレスにも耐性がなくなり、すぐに疲れてしまいます。普段から適度な緊張感があるほうが体調は良くなることが多いのです。

②自転車ばかりでほとんど歩かない

この女性は、普段から歩く習慣がほとんどないため、かなり足の機能が低下していました。足指も正しく使えていないので「後面ルート」の筋肉がうまく機能せず、骨盤を起こすことや、背骨を伸ばすこともしにくく、結果として猫背になっていました。猫背の人は頭が前方に倒れていくため、首の後ろや肩の上部の筋肉で頭を支え続けなければならず、いつも肩や首が凝ってしまうのです。

この女性がまずすべきことは、足指をしっかり使えるようにして足元を強くすることです。

これらのことを踏まえて、骨を正常な位置に矯正した後、足指をしっかり使える状態にすることからはじめました。まず、足指の間をほどき、足指をおじぎするエクササイズを3日間念入りに行なっていただきました。

4日目からは足指の準備運動と「つま先立ち体操」を毎日行ない、7日目からはさらに「片足つま先立ち体操」を追加していきました。

これらを3日間ほど続けたあたりから、だいぶ足指に強さが出てきて足元の安定感が増してきたので、ようやく目標であった歩行をはじめました。具体的には、1日20分足指までしっかり踏み込んで後ろに蹴ることを意識して歩きました。はじめの3日間は、歩行後の疲れや下半身の筋肉に張りが出ていましたが、4日目以降はほとんど出なくなり、歩行後に気持ち良さを感じるようになりました。

歩きはじめて2週間ほど経過したあたりから、疲れや冷えを自覚することはほとんど無くなり、姿勢も良くなってきました。このころには、肩や首のこりもだいぶ改善し、頭痛もほぼ出なくなっていました。

歩行開始時には足裏のタコが痛いとおっしゃっていたのですが、それも無くなりました。

足指を使って歩行したほうが休息するよりも疲労回復を実感できたそうです。今でも、「つま先立ち体操」と30分のウォーキングを続けておられます。

▼毎月寝込んでしまうくらいの生理痛だった（40歳代女性）

この女性は、生理の初日と2日目はいつも寝込んでしまうほどひどい生理痛で苦しんでいました。胃痛と右側頭部の頭痛もきつく、胃薬と鎮痛剤を頻繁に服用していました。そんななか、何とか薬づけ状態を変えたい一心で来院されました。

体をチェックしていくと、やはり足元に問題を抱えていました。右足に比べ左足の指先は丸まり地面から浮いています。さらに、左の内くるぶし周辺には血色の悪い細かい血管が数多く見えていました。

足首の上を見ると、重心が左に乗りすぎているため、左下腿部が大きく外側にたわんでいました。また、骨盤は左に傾いていて、肩は左に比べて右が高くなっていました。姿勢はかなりきつい猫背でした。私がとくに注目したことは次の3点です。

①生理痛がきつく鎮痛剤を頻繁に服用していた

生理痛がきつい女性を診ますと、ほぼ全員と言っていいくらい骨盤が歪んでいます。

骨盤が歪むと、骨盤の中に収まっている子宮や卵巣の位置も動かされ、それらにつながっている血管や神経が引っ張られたり、圧縮されたりします。その結果、子宮や卵巣が正常に機能できなくなり、痛みを誘発することもあるのです。骨盤の歪みは、生理痛のみならず不妊症につながることもあります。

このようなしくみがわからないまま、いくら生理痛の薬を服用しても根本的な解決にはなりません。何より生理痛の無い体をつくることが大切です。そのためには骨盤の歪みを改善することが必要ですが、もし足指の状態が悪いとすれば、そこから改善をはじめるべきです。

②内くるぶし周辺に細絡がみられる

前章でもお話ししたように、細絡とは「皮膚の表層に現われる糸くず状の血色の悪い細かい血管」のことです。この細絡が出ている箇所は循環障害を起こしています。

内くるぶしから自分の手の指４本分上に「三陰交」というツボがあります（68頁参照）。このツボは婦人科系疾患や冷えによく効くツボで、ここに何らかの反応があれば**婦人科系疾患や冷えのサイン**ともいえます。内くるぶし周辺の細絡もその反応のひとつです。

③バランスのとり方が対角線パターン

この女性は、とくに左側の足指を使っていないために、左側の筋肉が弱くなり、上半身まで左に傾いていました。それを右肩周辺の筋肉で引き上げようとしていたため右の首から肩周辺の筋肉が異常に緊張していました。その影響で、右の側頭部に頭痛が出ていたのです。

下半身の崩れ方がそこまできつくないときは、崩れと同じ側の肩を引き上げてバランスをとる「直線パターン」になる場合が多いのですが、崩れ方がきつくなると状況は違ってきます。崩れとは反対側の肩を引き上げてバランスをとる「対角線パターン」になることが多くなります。

「対角線パターン」の人は重心の崩れが大きくなるので、支えようとする筋肉の緊張が強くなり、肩こりや頭痛の症状もきつくなる傾向があります。

これらのことを踏まえて、骨を正常な位置に矯正した後、使えていなかった左側の足指を使えるようにするため、自宅で、足指の準備運動と「つま先立ち体操」を毎日続けていただきました。

すると、翌月から生理痛がかなり軽減され、寝込むこともなくなりました。骨盤の崩れもかなり改善していました。翌々月には、生理時に鎮痛剤を服用せずに過ごすことができました。毎日のように苦しんでいた胃痛と頭痛も薬に頼らなくても気にならない程度にまで回復しました。

このパターンは足指が使えないと、内臓まで不調に陥ってしまう代表例です。

▼毎日入眠まで1時間以上かかっていた(50歳代女性)

この女性は介護の仕事をしていて、毎日ヘトヘトに疲れているにもかかわらず、夜寝ようとすると1時間以上眠れません。やっと入眠したと思っても2時間くらいで目が覚めてしまい、そこからまた1時間近く眠れなくなります。ですから、常に睡眠不足で悩んでいました。

仕事では体をよく動かし、ヨガもしているのに、なかなか寝つけないのです。そのうえ頭痛や肩こりもあったため、症状がきつくなると鎮痛剤をよく服用していました。しかも、末端冷え症があり、冷えのため寝つきが悪くなり、冬は一段と睡眠の質が低下していました。

あまりにきついときはマッサージ屋さんに行って肩や首回りをマッサージしてもらうこともあったそうですが、症状が一時的に軽くなるだけで次の日には元に戻っていました。

この女性の足元をチェックしますと、つま先が丸まり、足指が地面から浮いて扁平足になっていました。さらに足指の間だけでなく、足裏全体がカチカチに硬くなり冷たくなっていました。

上半身を診ますと、両肩とも上がった状態で硬くなり、首から頭の筋肉まで硬く張りつめていました。また、肋骨が上がったまま固まっていて呼吸が浅くなっていました。本人に確認しますと、「仕事が忙しすぎて息つく暇もない」といいます。私がとくに注目したことは次の3点です。

①忙しくて常に時間に追われている

仕事が忙しく、時間に追われ、ストレスが溜まると交感神経優位の状態が続くようになります。そうなると、血流が悪くなり筋肉も緊張したままで硬くなります。

本来は、寝る時間が近づいてくると副交感神経が優位になり、体がリラックスしてきて深い眠りにつくことができるようになっています。しかし、いつまでも交感神経優位の状態が続くと、副交感神経が働かないまま就寝時間を迎えます。その結果、入眠しにくくなったり、睡眠途中で覚醒したりして、睡眠の質が低下してしまいます。

です。

②足指、足裏がカチカチに硬くなり冷たくなっている

足指をしっかり使えていないと、筋肉が緊張して硬くなってきます。また、血流も悪くなるため足先が冷えてきます。これらが重なり、睡眠障害が起こりやすくなるのです。

③息をしっかり吐けていない

息をしっかり吐くと、肩や肋骨が下がり、筋肉の緊張も緩和します。しかし、この女性のように息をゆっくり吐くこともできないほど忙しくしていると、肩や肋骨が上がりっ放しになり、筋肉は緊張し続けるため交感神経優位の状態が続くことになります。じつは、パソコン業務が長時間続いたり、スマホを長時間見続けたりしていても交感神経優位になりやすいのです。ディスプレイを見ながら情報を入れたり、ブルーライトを浴びたりすることで目から交感神経が刺激され緊張するからです。

仕事が長く続くときは、ときどき休んで目をつぶり、ゆっくり息を吐くことをおすすめします。たとえばトイレに行くときは個室に入り、目をつぶってゆっくり息を吐くようにすると、筋肉の緊張が緩和され血流が改善し、交感神経が優位な状態をリセットできます。

これらのことを踏まえて、骨を正常な位置に矯正した後、自宅で足指の準備運動と「つま先立ち体操」を毎日続けていただきました。また、仕事をしているときは1時間に1回、目を閉じてゆっくり息を吐くようにしてもらいました。

1週間ほど継続していると、足指がだいぶ使えるようになり、足指の間や足裏の硬さもとれてきました。足先の血流が良くなってきて冷えも少しずつ改善され、肩や肋骨が下がってきて筋肉の緊張もほぐれてきました。

1週間後からは、座った状態からつま先立ちをするエクササイズを追加して行なうようにしたところ、入眠障害、中途覚醒が格段に減り、睡眠の質がかなり上がっていきました。

▼次々と出てくる症状に悩まされ続けていた（30歳代女性）

この女性が悩まされてきた症状を挙げてみますと、頭痛、めまい、吐き気、冷え症、慢性疲労、肩こり、月経前症候群などです。

毎日必ず後頭部から側頭部にかけて頭痛があり、ほぼ毎日鎮痛剤を服用していました。めまいや吐き気は週に3～4日の割合で起こり、食後は胃が痛くなって胃薬を服用していました。

冷え症は、冬だけではなく真夏でもきつく、1年を通じて靴下を履き、寝るときには分厚い靴下を履かないと入眠できませんでした。

また、何をしても疲れてしまい、すぐに横になりたくなって、休んでもなかなか疲れが取れませんでした。まさに慢性疲労の状態です。そして、ほとんど肩が動かないくらいひどい肩こりもありました。

さらに毎月、月経1週間前から倦怠感やイライラ、下腹部の鈍痛など月経前症候群の症状がありました。

こんなにたくさんの症状を抱えてきた女性の足元をチェックすると、とくに左足の指のつま先が反り上がって地面から浮いており、足指の間や足の裏はすごく硬くなっていて、ほとんど使えていないことがすぐにわかりました。また、足首の周辺からつま先までがかなり冷たくなっていました。

左股関節の前面が過剰に収縮しているために腰が伸びずにお尻が後方に出て、へっぴり腰になっていました。上半身はというと、巻き肩がきつく、肩甲骨は張りついて動かず、首の筋肉も緊張したまま硬くなっていたのです。
私がとくに注目したのは次の1点です。

①いろんな症状が出ていても根本原因は足指が使えていないこと

当院には、この女性のようにいろんな症状に悩まされて病院で検査を受けたものの、とくに問題はないと言われて困り果て、来院される患者さんがよくいらっしゃいます。しかし、根本原因を探っていくと足指が使えていないことにある場合が非常に多いのです。

足指が使えていないことが原因で起こる症状はさまざまですが、とくに多いのは①筋肉が痛む、②姿勢が悪くなる、③内臓が不調になる、④自律神経に問題が起こる、⑤感情が不安定になる、などです。

このことを知らずに症状に苦しんでいる人があまりに多いのです。足指を使えないことはとても大きな損失なのです。

この女性も、これまでの患者さん同様、骨の位置を矯正した後、自宅で足指の準備運動と「つま先立ち体操」を毎日行なっていただきました。すると、3日もしないうちに改善がみられたのが冷えでした。足元がポカポカしてくるのがわかってきたのです。冷えのためになかなか入眠できなかったのが、すんなり入眠できるようになりました。

その後2週間くらいで、頭痛の出る頻度、鎮痛剤を服用する頻度が減っていきました。同じく、肩こりやめまい、吐き気も明らかに治まっていきました。

足指を診ると、つま先の反り上がりや、足指の間と足裏の硬さもだいぶ改善されていました。まさに**「不調は足指に通ず」**です。

当院では骨を正常の位置に戻す矯正を行なっており、**矯正は不調の改善に非常に効果的ですが、残念ながら一生を保証するものではありません。**それまでの生活を続けていると元に戻ってしまうことが多いからです。

自分の体にとっていい状態をキープするためには、足指をしっかり使えるようにすることが非常に重要で、その方法の一つが「つま先立ち体操」です。これを毎日続けるだけで簡単に足指を強くすることができます。

3章

3分「つま先立ち体操」実践編

「つま先立ち体操」の流れ

この章では、実際に足指を強化する方法をご紹介します。歩行するときは足指を意識して歩くことが重要だとお伝えしてきましたが、いきなり足指を使って力強く歩行することができるわけではありません。まず歩く前に、足指がしっかり使える状態になっていないと、そのように歩くことは難しいからです。

「歩く」ことが大切であるというのはよく知られていますが、ただ単に歩けばいいというわけではありません。足指が正しく使えていない状態のまま、体にいいからといっていきなりウォーキングをはじめたものの、逆に体が不調になり当院に来られる患者さんも少なからずおられます。

正しい歩行ができるためには、まず足指を強化しておくことが不可欠なのです。そのために有効なのがこの章で紹介する「つま先立ち体操」ですが、この体操の効果を最大限に発揮するためには、表にあるように、足指の準備運動として**「プレエクササイズ」**も行なってみてください。

それから基本である「つま先立ち体操」を行ないます。これで足指をしっかり強化できます。

さらに強化したければ、応用である「レベルアップエクササイズ」を追加して行なってください。

準備運動（毎日行なう）	プレエクササイズ	〈1〉足指を広げるエクササイズ 〈2〉浮き指矯正エクササイズ
基本（毎日行なう。ここまででもOK）	つま先立ち体操	〈1〉両足つま先立ち 〈2〉片足つま先立ち（〈1〉に慣れてきたら追加する）
応用（さらに足指強化を目指す）	レベルアップエクササイズ	〈1〉つま先立ちウォーク 〈2〉つま先立ちエアー縄跳び 〈3〉座位からのつま先立ち 〈4〉足指強化スクワット 〈5〉ブルガリアンスクワット（片足スクワット）

「プレエクササイズ」（つま先立ち体操前の準備運動）

「つま先立ち体操」をする前にプレエクササイズを行なうことによって、「つま先立ち体操」の効果が高まります。「つま先立ち体操」をする前には必ず行なってください。

プレエクササイズは二つのエクササイズから構成されています。

〈1〉足指を広げるエクササイズ

各足指につながっていく骨を中足骨といいます。足指を踏み込んで使えていないと、中足骨と中足骨の間が硬くなってきます。また、足指を過剰に反り上げて使っている人もこの箇所が硬くなってきます。このエクササイズはここをほぐすために行ないます。次頁の図にある手順で行なってください。

図の①と②を中足骨の間ごとに5～6回ずつ行なってください。もし、とくに硬い箇所があれば、そこはさらに重点的に行なってください。

中足骨の間が硬くなると、指が反り上がって地面から浮いてきます。また、指と指の間が広がりにくくなり、足の安定性は悪くなり、歩行時に足指で後ろに蹴る力は弱くなります。

この箇所をほぐすと足の安定性と広がりを取り戻すことができ、歩くときに足指を使いやすくなります。また、中足骨の間をほぐすと、**血液循環の要所である足指の間**

足指を広げるエクササイズ

① 各中足骨間を手の親指と人差し指で足の甲側と裏側からつまむ

② 手の親指と人差し指を移動させながら、足の裏に横のアーチができるように内側に向かって巻き込むようにほぐす

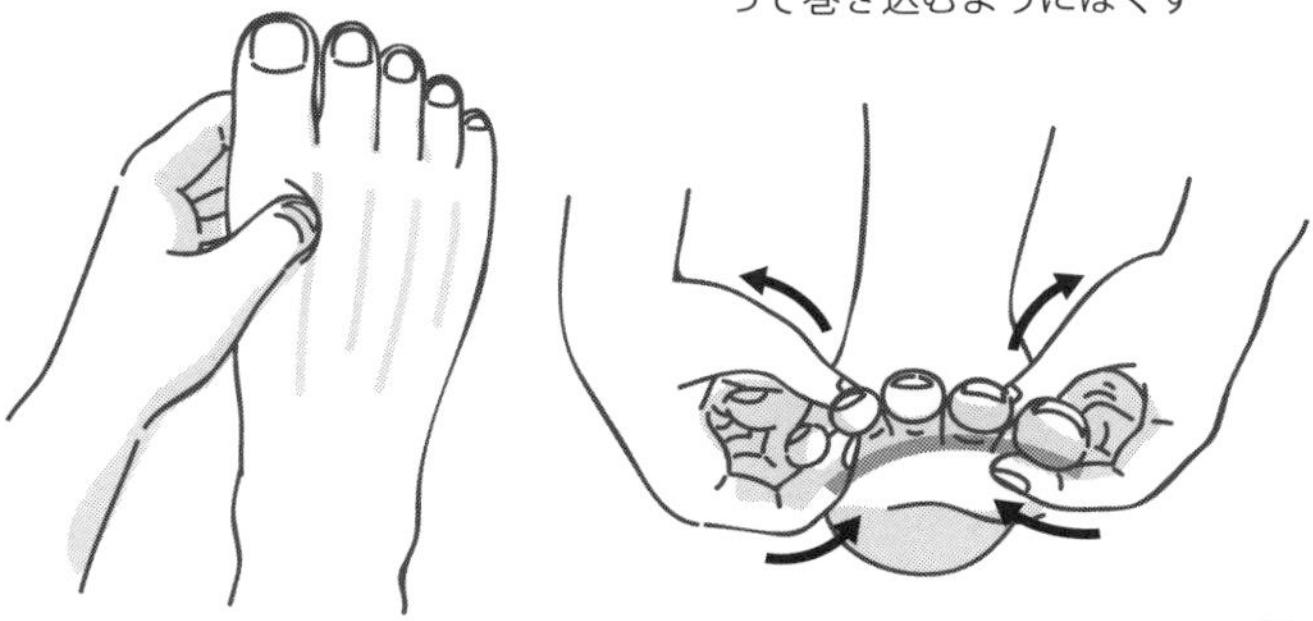

の**血液循環も良くなります。**

　さらに、このプレエクササイズを行なうことで**足裏の横のアーチも形成されます。**アーチがしっかりしていると、地面からの衝撃を緩衝できるので、**足の疲労が軽減されます。**

　中足骨の間の硬さが取れてくると、小指と親指を地面に着けやすくなるのがわかります。**外反母趾や内反小趾の改善**にもつながっていきます。

〈2〉浮き指矯正エクササイズ

　このエクササイズは、足指の付け根を柔らかくして浮き指を矯正し、足指を使って蹴りやすくするために行ないます。次頁の

浮き指矯正エクササイズ

① 足の親指（第１指）の付け根の裏側を反対の手の人差し指と中指の指腹で押さえる

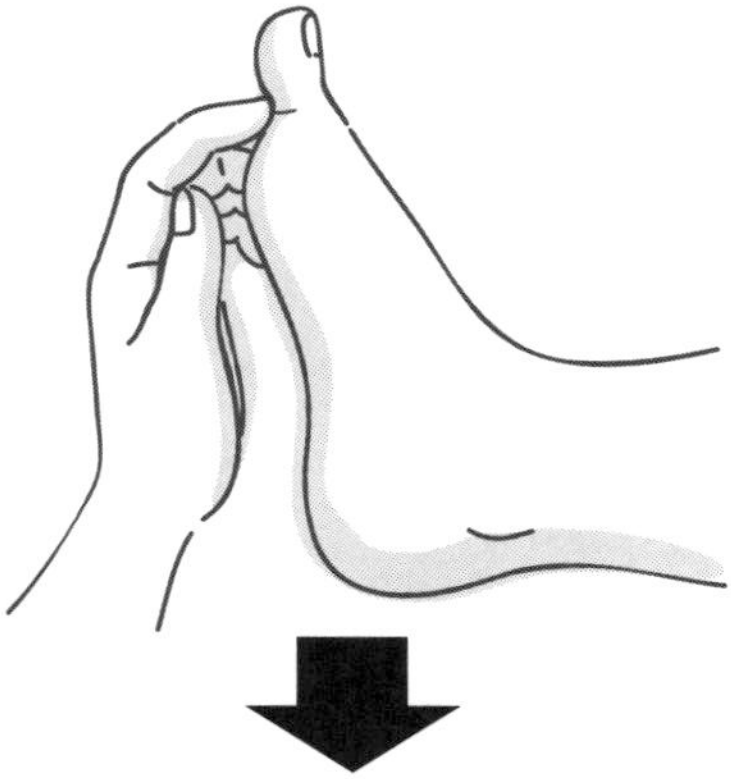

② 押さえている手の指をかかとの方向に引っ張り、足の親指をおじぎさせるように動かす（10 回）

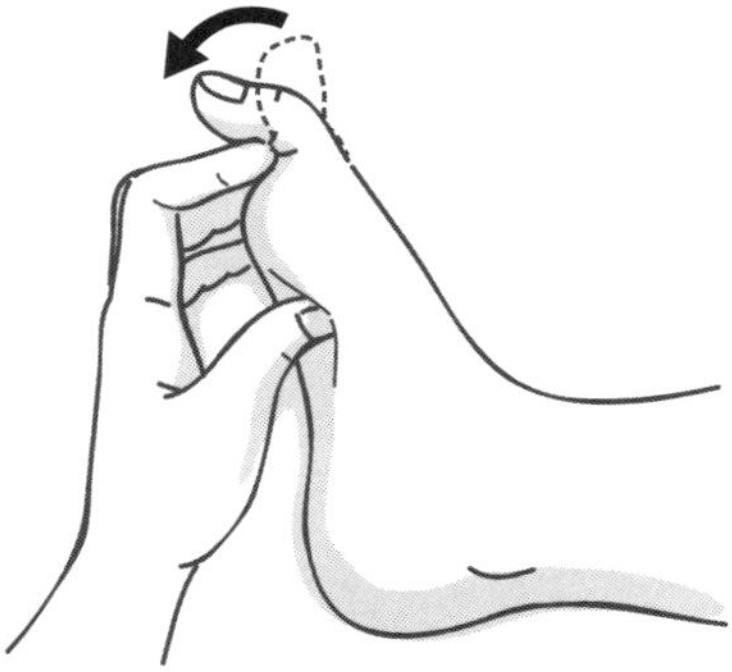

③ 同様に、足の第２指から第５指まで１本ずつ行なう

（注）足の指を表側から押さえつけて曲げないでください

図にある手順で行なってください。左右の足指全て行なったうえで、とくに硬い指があれば、さらに回数を増やして行なってください。

「つま先立ち体操」

それでは、いよいよ足指強化の基本となる「つま先立ち体操」をはじめます。「つま先立ち体操」には、**「両足つま先立ち体操」**と**「片足つま先立ち体操」**があります。まず、「両足つま先立ち体操」からご紹介します。

〈1〉両足つま先立ち体操

116〜117頁の図にある手順に従って、一つひとつの動きをしっかり意識して、ゆっくりと行なってください。

ふらつくときは壁に手をついても結構ですが、できるだけ壁に手をつかないで行なってください。また、かかとの内側をつけたままでつま先立ちがうまくできない場合は、初めのうちはつけなくても構いません。徐々につけるようにしていってください。

両足つま先立ち体操

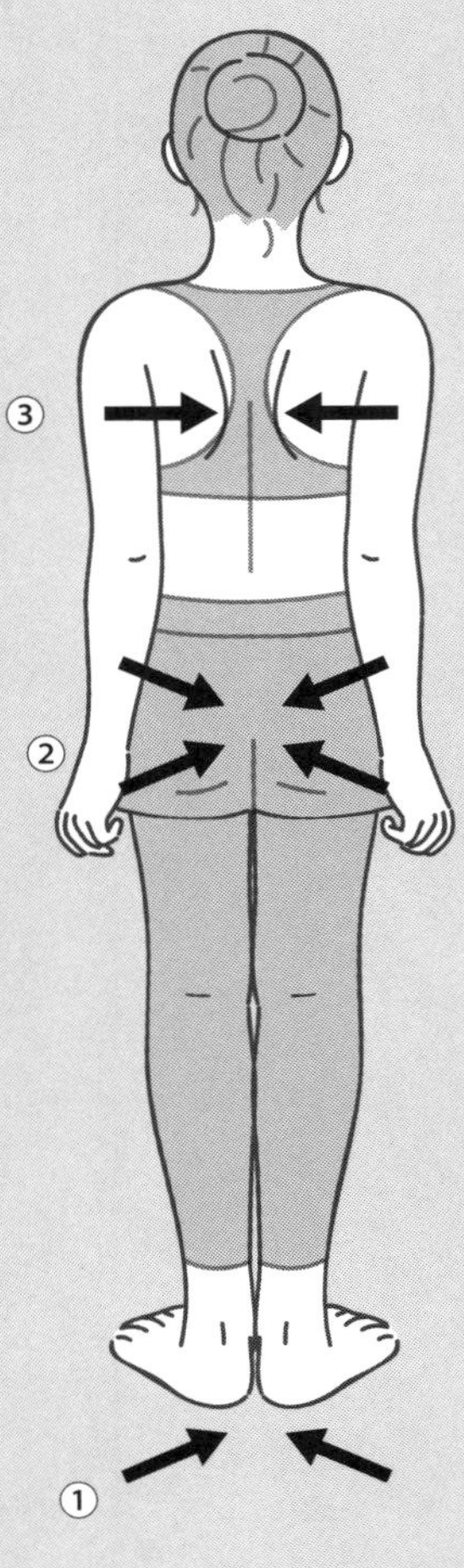

① 両足のかかとを合わせて立つ。つま先は広げて逆八の字になるようにする

② お尻の筋肉を内側にキュッと締める

③ 同時に左右の肩甲骨を内側に寄せる

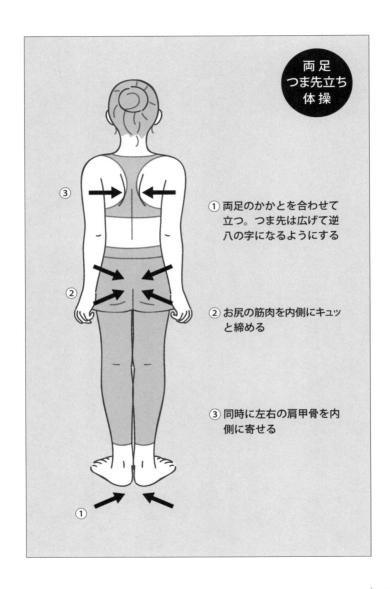

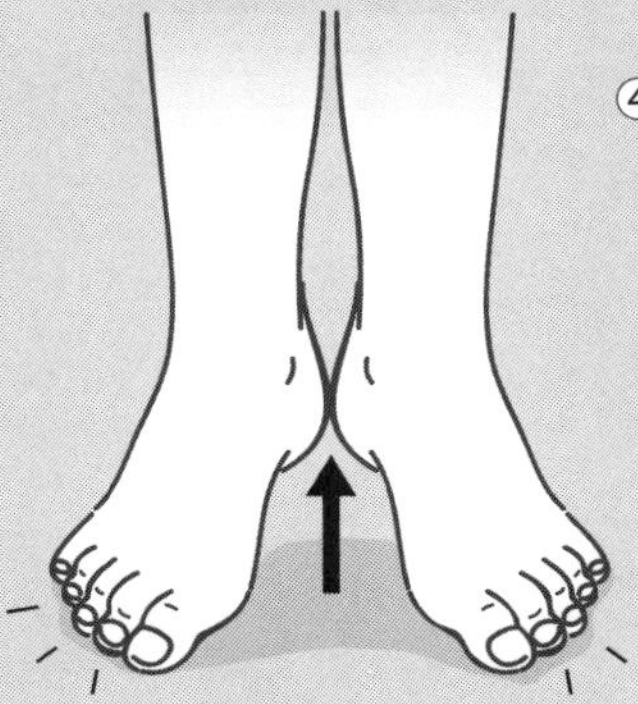

④ ②③の状態をキープしたまま、両足のかかとを離さずにつま先立ちをする。

このときに足指で地面をつかむように意識する

⑤ つま先立ちしたら、1～2秒静止し、それからゆっくりとかかとを下ろして着地する

⑥ これを 30 回くり返す

POINT

・ふらつくときは壁に手をついても結構ですが、できるだけ壁に手をつかないで行なってください
・かかとの内側をつけたままでつま先立ちがうまくできない場合は、初めのうちはつけなくても構いません。徐々につけるようにしてください

メリット

・足指が強化され、自分の体を支えることができるようになる。それにつれて、足指で後ろに力強く蹴って歩けるようになる。
・「後面ルート」の筋肉も強化され、歩くときに連動して使えるようになるので、歩行の推進力が増し、歩行スピードもアップする。
・骨盤が起きてきて姿勢が良くなる。その結果、腰痛や肩こりが軽減される。
・お尻の筋肉が鍛えられ、ヒップアップへとつながる。
・下半身の内側の筋肉が使えるようになり重心が体の中心で落ち着いて、体が外側に傾かなくなる。その結果、体のバランスが良くなる。
・O脚が矯正される。
・下半身の血液やリンパ液の循環が良くなるので、冷えやむくみが改善する。
・下半身の疲労が軽減する。

〈2〉片足つま先立ち体操

「両足つま先立ち体操」をはじめて2週間くらい経過すると、先ほど挙げた効果のいくつかが体感できるようになってくると思います。そのまま毎日続けていけば足指が着実に強化されていきます。

そのうえで、さらに左右の足指のバランスを均等にするために、「片足つま先立ち体操」を追加して行なってください。

この体操は121頁にある手順で行ないます。

ポイントは、足指をしっかりと広げて片足つま先立ちをすることと、つま先立ちをしたときに親指に体重が乗るようにすることです。

小指側に体重を乗せて行なうと、うまくバランスがとれずにふらつきやすいだけでなく、下腿部の骨の位置が外側に崩れる原因にもなります。しっかり親指に体重を乗せることが重要です。

壁につかまらなくてもできる方は、壁につかまらずに行なってみてください。

「両足つま先立ち体操」は両足で支え合いながらつま先立ちをするので気づかないか

もしれませんが、「片足つま先立ち体操」の場合は、弱い方の足でつま先立ちをしたとき、ふらつくことがあるかもしれません。

しかし、しばらく続けていると、その足でつま先立ちをしてもふらつかなくなります。

メリット

- 両足とも同じように足指を使えるようになる。
- 体幹のバランスがさらによくなる。
- 足指で蹴る筋力をさらに強化できる。

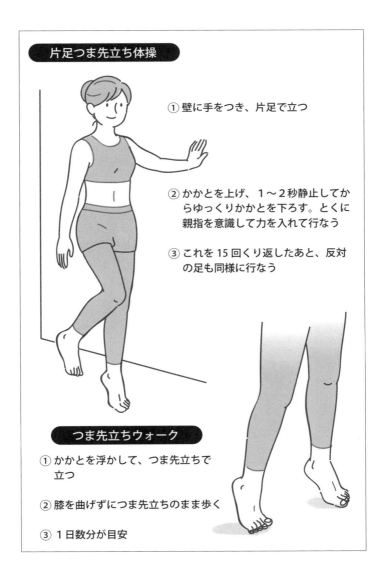

片足つま先立ち体操

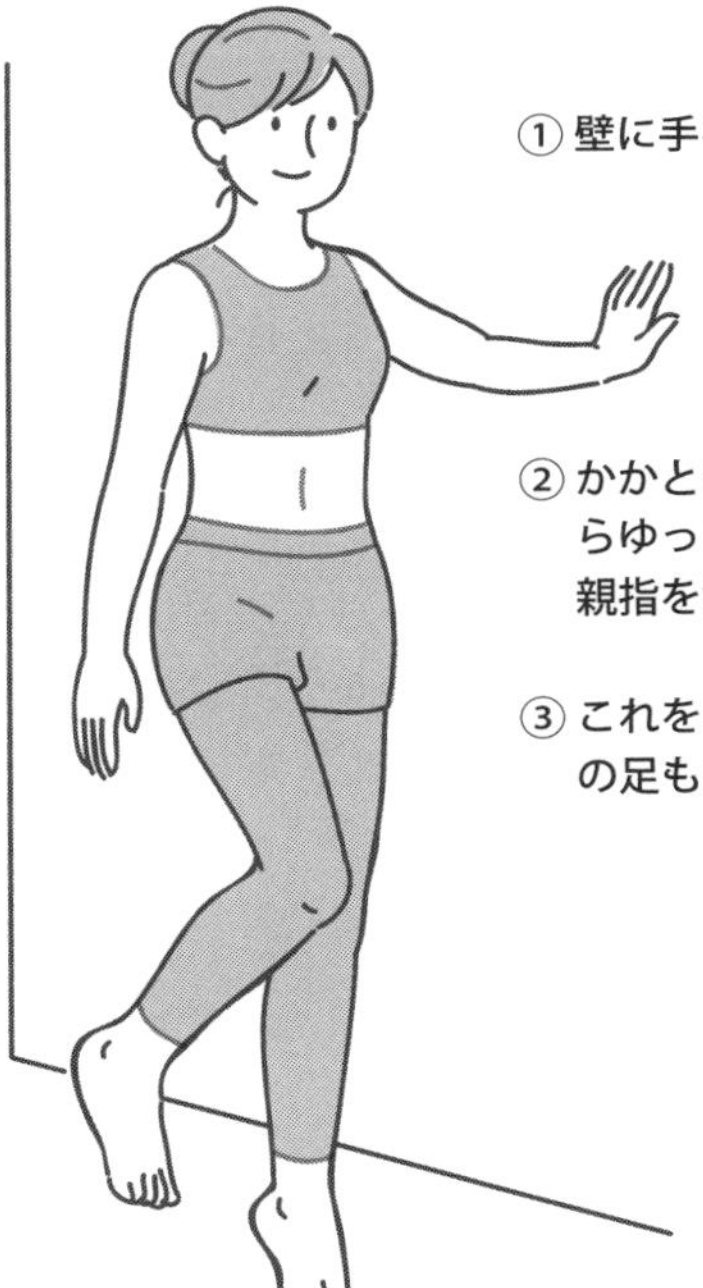

① 壁に手をつき、片足で立つ

② かかとを上げ、１〜２秒静止してからゆっくりかかとを下ろす。とくに親指を意識して力を入れて行なう

③ これを 15 回くり返したあと、反対の足も同様に行なう

つま先立ちウォーク

① かかとを浮かして、つま先立ちで立つ

② 膝を曲げずにつま先立ちのまま歩く

③ １日数分が目安

「レベルアップエクササイズ」

「つま先立ち体操」は、足指を強化させることに特化したエクササイズですが、これからご紹介するレベルアップエクササイズは、**足指の強化とともに、足指からつながる下半身と上半身を鍛えるのに有効**です。

レベルアップエクササイズは五つありますが、**一度にすべてを行なう必要はありません。毎日行なう「プレエクササイズ」と「つま先立ち体操」に順番に一つずつ追加して行なってください。**目安として一つを2週間くらい続けます。終わったら、次のレベルアップエクササイズを同様に2週間続けます。そうして五つ全てが終わったら、今度は日替わりで一つずつ替えて行なうといいでしょう。

〈1〉つま先立ちウォーク

文字どおり、かかとを地面に着けずにつま先立ちで歩きます。
手順は121頁の図にある手順で行なってください。

メリット

・足指が鍛えられる。
・ヒールが高い靴でも履きこなせるようになり、疲れにくくなる。
・ふくらはぎの筋肉が強化され、引き締まって見える。
・血流がアップして、冷えやむくみが改善する。
・猫背になりにくく、姿勢が良くなる。
・足指が安定するので前屈がしやすくなり、腰への負担も減って腰痛になりにくい。
・歩くとき太ももの前面の筋肉を過度に使わなくなるとともに、太ももが細くなって足が綺麗に見える。

〈2〉つま先立ちエアー縄跳び

縄跳びは、非常に多くの筋肉を使う全身運動です。数分跳び続けるだけで全身の筋肉が効果的に鍛えられ、カロリーも効果的に消費されます。このエクササイズでは縄は持たず、つま先立ちで跳びます。

次頁の図にある手順で行なってください。

メリット

・つま先立ちで跳び続けるので、足指が鍛えられる。
・ふくらはぎの筋肉も鍛えられ引き締まる。
・血流アップにもつながるので、むくみや冷えも改善される。
・有酸素運動なので、脂肪が燃焼されダイエット効果もある。
・心肺機能が向上する。
・体幹が鍛えられ、姿勢が良くなる。
・縄を使わないため家の中で行なうことができ、天候にも左右されず続けられる。
・跳ぶとき腕を上げ下げすると全身運動になり、より多くの筋肉を使うことができる。

つま先立ちエアー縄跳び

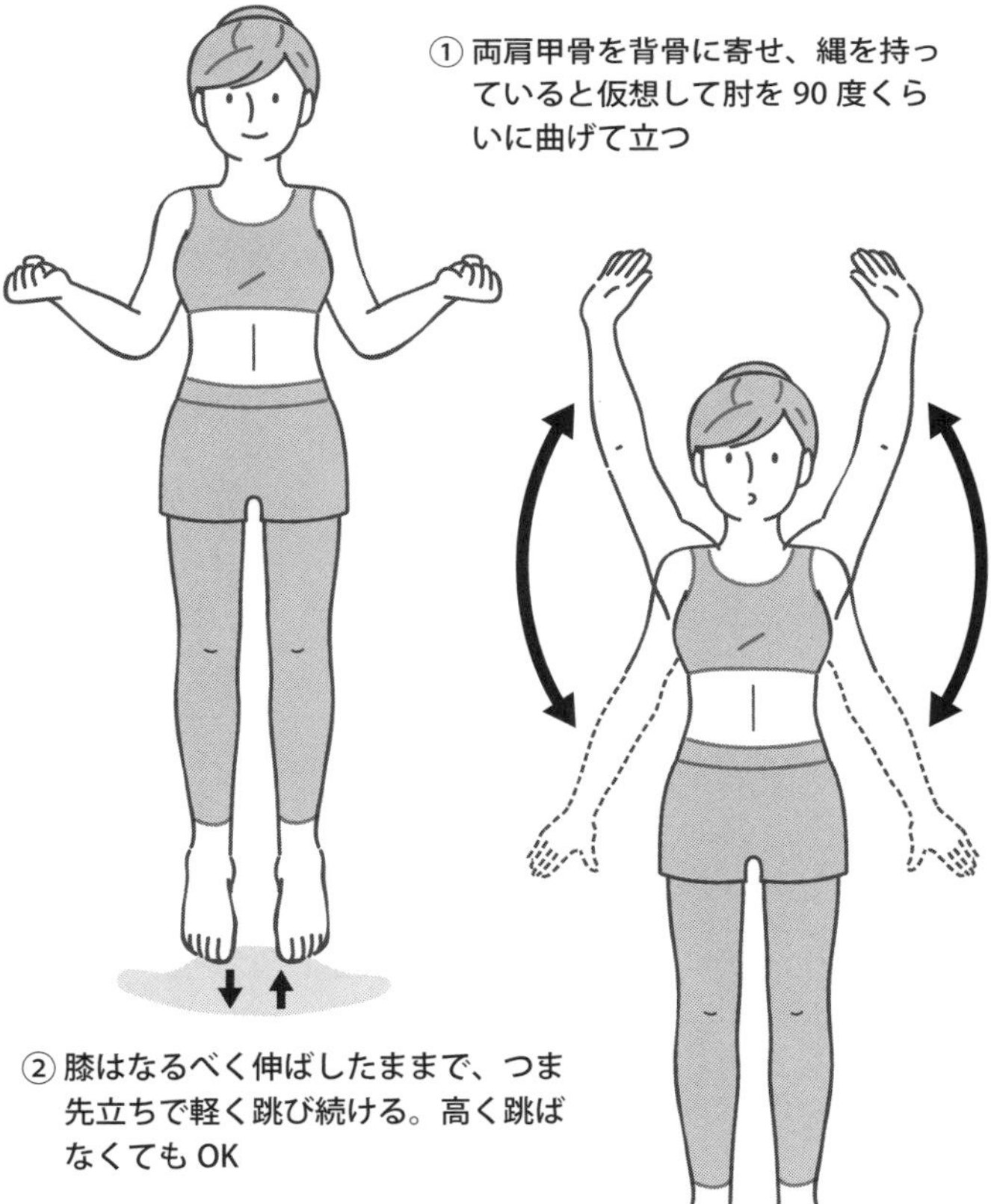

① 両肩甲骨を背骨に寄せ、縄を持っていると仮想して肘を 90 度くらいに曲げて立つ

② 膝はなるべく伸ばしたままで、つま先立ちで軽く跳び続ける。高く跳ばなくても OK

③ 余裕があったら、ジャンプすると同時に腕を上げたり下げたりする

④ 1回3分を目安に行なう

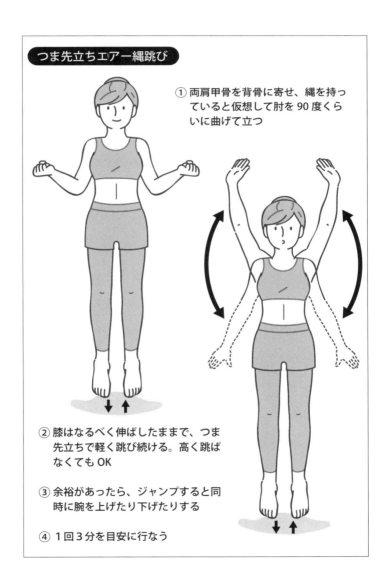

〈3〉座位からのつま先立ち

椅子に座った状態から、つま先立ちで立ち上がるだけです。

次頁の図にある手順で行なってください。

メリット

・一気に足指の力だけで立ち上がるため、足指の力がさらに強化される。

・肩甲骨を寄せることで、背中のインナーマッスルが鍛えられ、姿勢が良くなる。猫背や巻き肩の改善にも有効。

・足指の裏から背中の上部までつながっている後面ルートの筋肉が連動するようになる。

・腹筋も鍛えられる。

座位からのつま先立ち

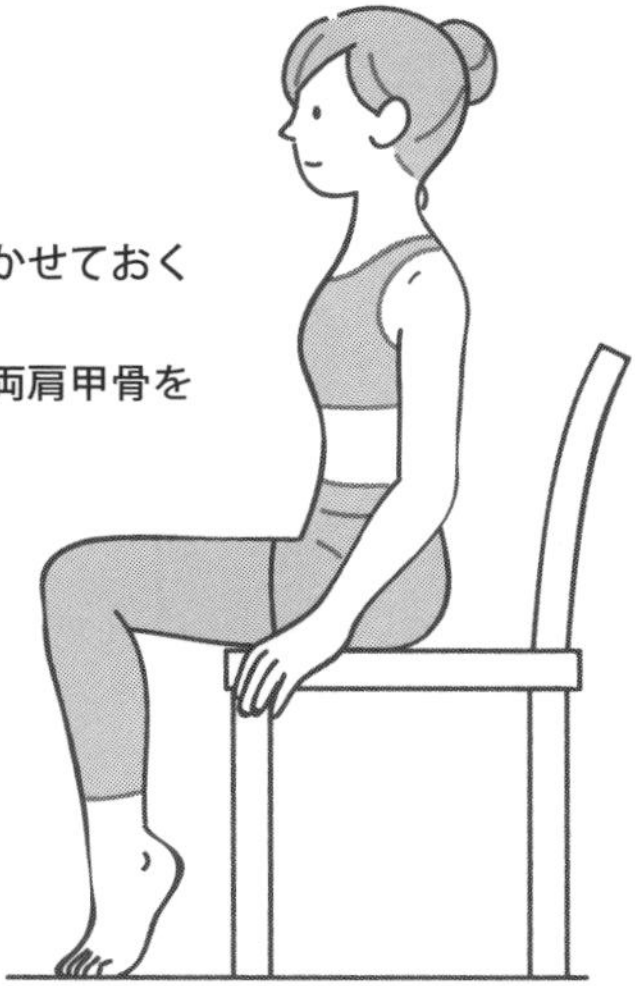

① 椅子に座り、かかとは浮かせておく

② 背中をまっすぐ伸ばし、両肩甲骨を背骨に寄せる

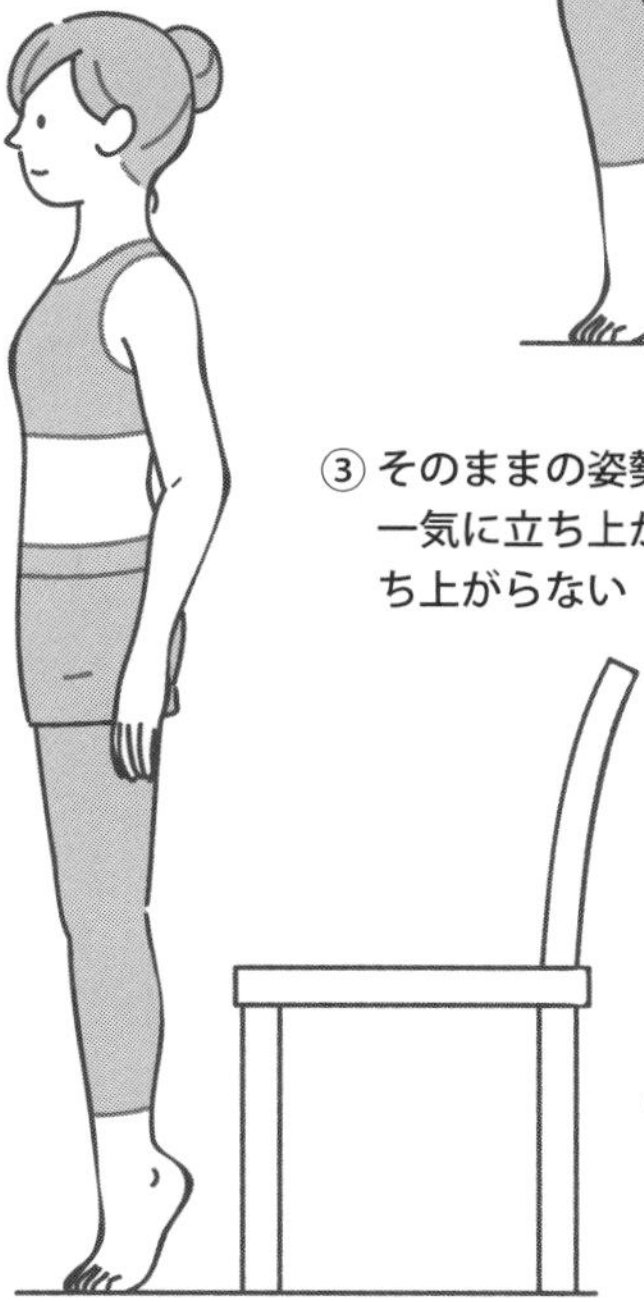

③ そのままの姿勢で、かかとはつけずに一気に立ち上がる。前屈みになって立ち上がらない

④ 20 回を目安に行なう

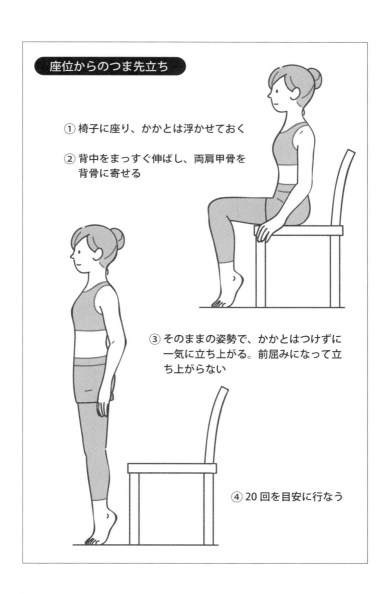

〈4〉足指強化スクワット

足指強化スクワットは、足指を意識して膝の屈伸運動を行ないます。足指の強化になるだけでなく、足関節と股関節を同時に動かすので、それらに関係する筋肉も効率よく鍛えられます。

次頁の図にある手順で行なってください。

一般的にスクワットをするときは、腰をより低く下ろしたほうが負荷はかかりますが、足指強化スクワットでは自分のレベルに合わせて腰を下ろす高さを調節してください。腕は、バランスを保つために胸の前でまっすぐ前に伸ばすことをおすすめします。

呼吸も重要です。しゃがむときに息を吸い、腰を上げるときに息を吐きましょう。

メリット

・下半身の主要な関節すべてを同時に動かすことができるので、バランスの良い体をつくることができる。

・ポンプ作用のあるふくらはぎを刺激することで血液循環を促すことができ、冷えや

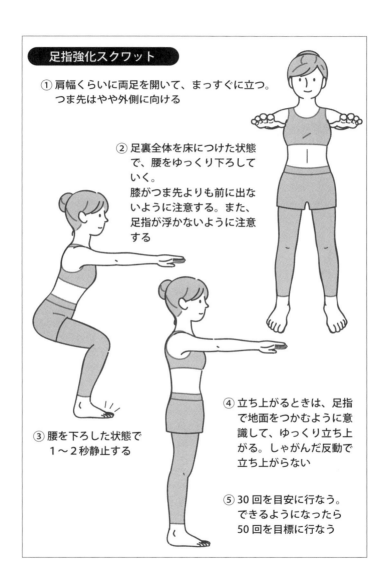

足指強化スクワット

① 肩幅くらいに両足を開いて、まっすぐに立つ。
つま先はやや外側に向ける

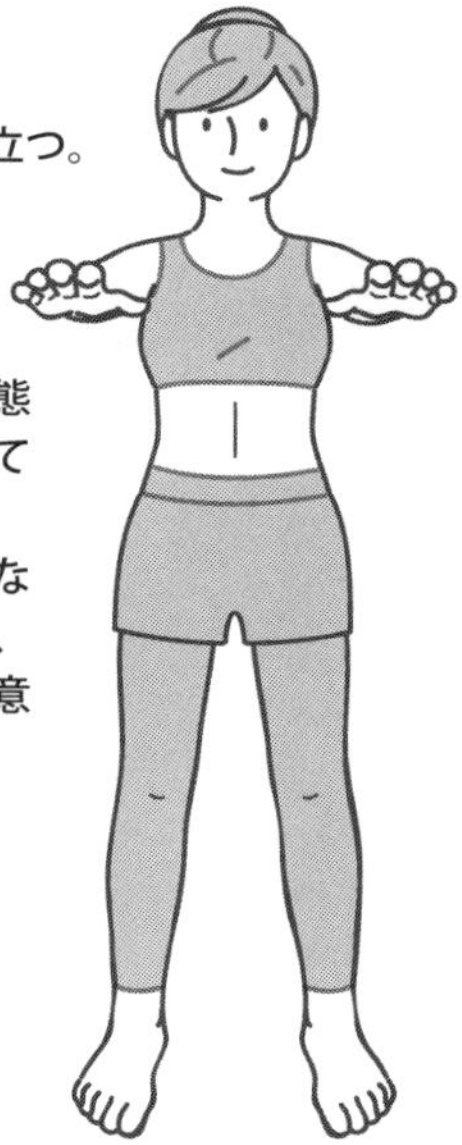

② 足裏全体を床につけた状態で、腰をゆっくり下ろしていく。
膝がつま先よりも前に出ないように注意する。また、足指が浮かないように注意する

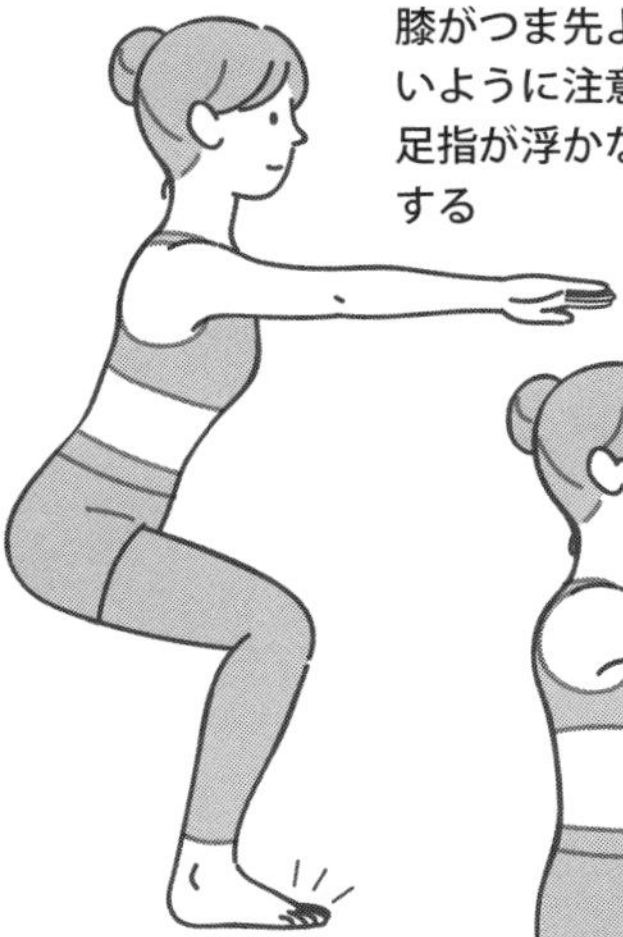

③ 腰を下ろした状態で1～2秒静止する

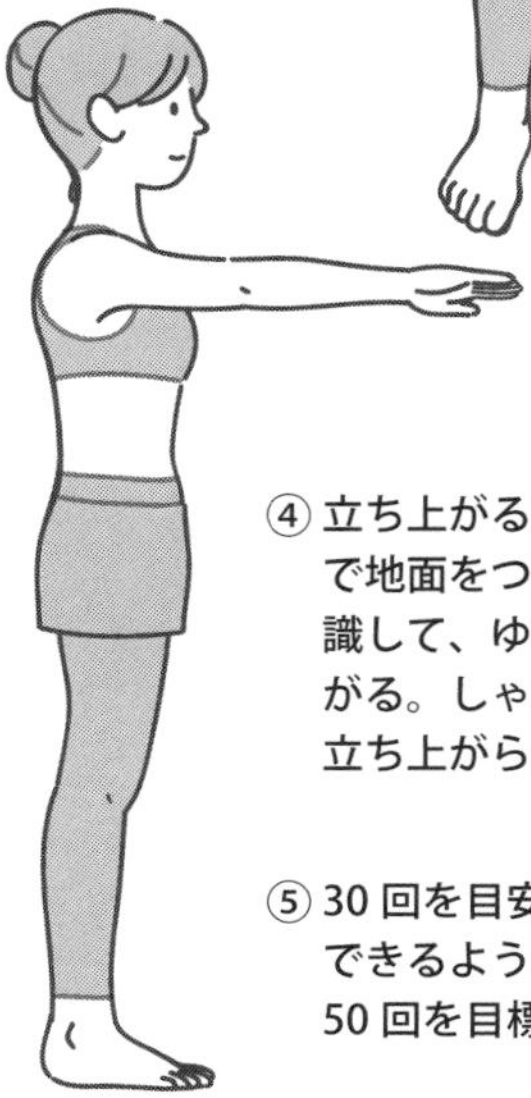

④ 立ち上がるときは、足指で地面をつかむように意識して、ゆっくり立ち上がる。しゃがんだ反動で立ち上がらない

⑤ 30回を目安に行なう。
できるようになったら50回を目標に行なう

むくみの改善にもつながる。
・インナーマッスルを鍛えることができるので、体幹の安定性が増す。
・下半身に集まっている大きな筋肉を鍛えることで、基礎代謝が上がる。
・足指を意識することで、足指が強化される。

〈5〉ブルガリアンスクワット（片足スクワット）

このスクワットは片足で行なうので、より負荷が大きくなります。
次頁の図にある手順で行なってください。

メリット

・ヒップアップ効果があり、姿勢も良くなる。
・体幹のバランスが良くなり、横ブレせず安定した歩行ができるようになる。
・後方に足を伸ばすため、筋力トレーニングだけでなく、ストレッチ効果もある。

日ごろデスクワークや運転などで長時間座る人は股関節の前面が縮んでいることが

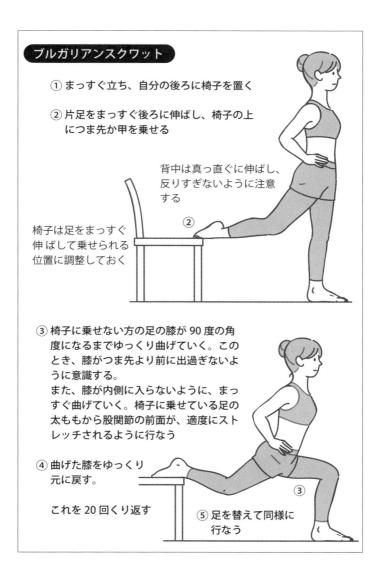

ブルガリアンスクワット

① まっすぐ立ち、自分の後ろに椅子を置く

② 片足をまっすぐ後ろに伸ばし、椅子の上につま先か甲を乗せる

椅子は足をまっすぐ伸ばして乗せられる位置に調整しておく

③ 椅子に乗せない方の足の膝が 90 度の角度になるまでゆっくり曲げていく。このとき、膝がつま先より前に出過ぎないように意識する。
また、膝が内側に入らないように、まっすぐ曲げていく。椅子に乗せている足の太ももから股関節の前面が、適度にストレッチされるように行なう

④ 曲げた膝をゆっくり元に戻す。

これを 20 回くり返す

⑤ 足を替えて同様に行なう

多いので、その対策としてブルガリアンスクワットは効果的です。

余裕がある人は曲げた膝を伸ばすときだけ、つま先立ちをして行なってみてください。

さらに負荷をかけたい人は、膝を曲げるときも伸ばすときも常につま先立ちの状態で行なってみてください。ただし、このレベルまでくるとかなり負荷がかかるので、くれぐれも無理はしないでください。


「つま先立ち体操」は約3分、その前に「プレエクササイズ」を共に行なうと5分程度。さらに「レベルアップエクササイズ」を一つ追加しても7~8分で全てが終わります。

気軽にはじめられ、なおかつ継続しやすいプログラム内容になっています。

各エクササイズに書いてある目標回数はあくまで目安なので、自分の体力や体調に合わせて増減して行なってください。ただし、調子がいいと思っても一気に回数を増やさず、徐々に増やしていくようにしてください。無理をすると体を痛めることがあります。

「つま先立ち体操」には足裏のツボを刺激する働きもある

ここまで「プレエクササイズ」と「つま先立ち体操」と「レベルアップエクササイズ」三つの手順とメリットについてお話ししてきましたが、じつは、これらには足裏のツボを刺激する効果もあります。

足裏には驚くほど多くのツボが散在していて、体のさまざまな部位に関係しています。そして、それらのツボを刺激することにより、関係する部位の調子を整えることができるのです。

これまでご紹介したエクササイズを行なっていると、意識しなくても多くのツボを刺激することができます。

本書はツボの解説書ではありませんので、簡単に足裏のどの部分が体のどの部分とつながっているのかを説明しておきます。

主な足裏のツボの反射区

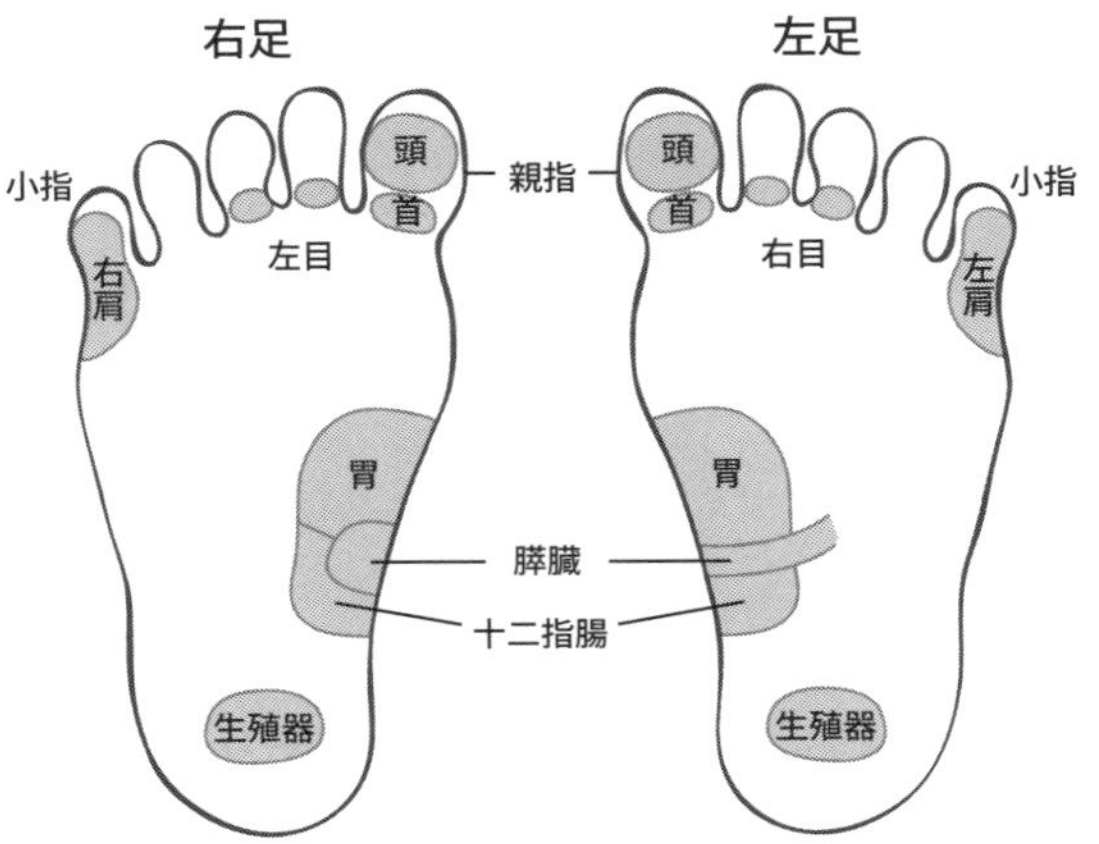

〈1〉親指裏

足の親指裏の腹全体は頭部と密接につながっています。実際に問診で頭痛があると答えた人の足指を診ると、親指の裏が硬くなっていることがよくあります。

また、**親指裏の付け根の箇所は首と密接につながっています。**実際に首が凝っている人の足指を診ると、そこが硬くなっていることが多いのです。

「つま先立ち体操」などのときに親指を意識して行なうと、親指の裏が刺激されます。この刺激が頭痛や首のこりの軽減へとつながっていくのです。

親指を意識するために有効な方法があります。それは**椅子に座った状態で親指だけ**

親指を意識するのに有効な方法

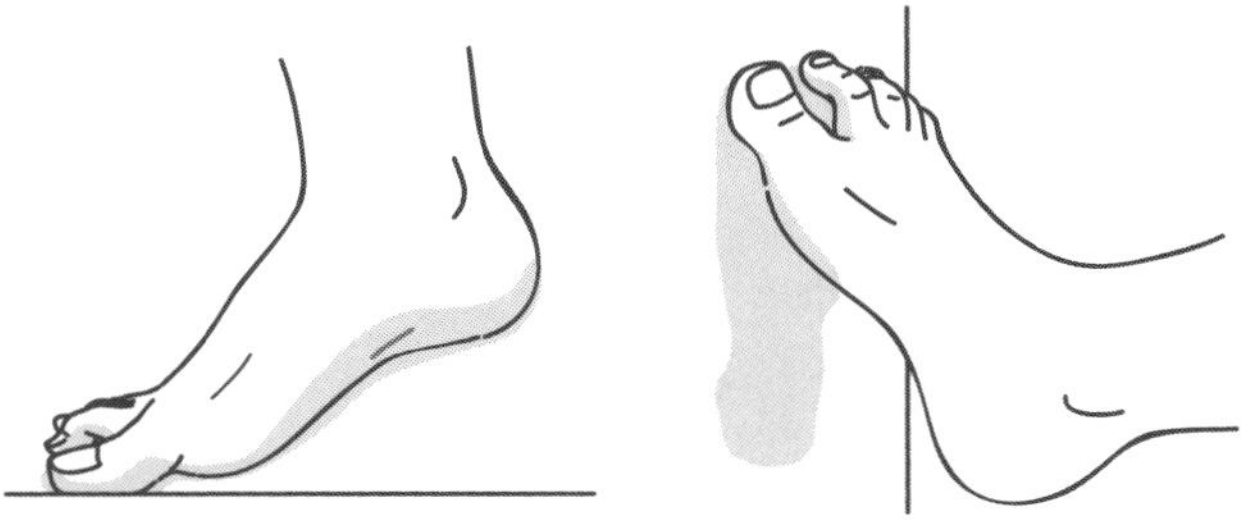

① 椅子に座った状態で親指だけを使ってつま先立ちをする方法

② 足の親指だけで壁を押す動作

を使って、**つま先を立てる方法です。**上の図にあるように、他の4本の指とかかとは地面から浮いている状態です。これで親指の動きを意識できるようになると思います。足の親指が弱い人はぜひ行なってください。

それでも難しい場合は、**足の親指だけで壁を押す動作をしてみてください。壁を押す指は、親指のみです。**これで親指をしっかり意識できるようになるでしょう。

POINT
足の親指裏は頭と首とつながっている

〈2〉第2指と第3指裏の付け根

足の第2指と第3指裏の付け根は目と密接につながっています。右足の第2指と第3指裏の付け根は左目と、左足の第2指と第3指裏の付け根は右目とつながっています。「つま先立ち体操」を行なったり、普段から足指を意識して歩いたりすることで自然とこれらが刺激されます。

近年はパソコンやスマートフォンなどで目を酷使することが多く、眼精疲労、ドライアイ、かすみ目などの症状を訴える人が増えています。そのような場合は「プレエクササイズ」の浮き指矯正エクササイズで第2指と第3指裏の付け根を重点的に行なってください。また、「プレエクササイズ」の足指を広げるエクササイズを行なうときに、第1指と第2指の中足骨間をよくほぐしてください。なぜなら、第1・2指の中足骨間には先述したように「太衝」というツボがあるからです（138頁の図）。このツボを刺激すると、**目の症状のほかに頭痛やストレスを軽減する効果**もあります。

また、第2指と第3指の中足骨間もよくほぐしてください。

POINT

足の第2・3指裏は目とつながっている

〈3〉第5指裏

足の第5指裏の付け根は、肩と密接につながっています。右足の第5指裏の付け根は右肩、左足の第5指裏の付け根は左肩とつながっています。もし肩こりがある場合は、第5指裏の「プレエクササイズ」の浮き指矯正エクササイズを重点的に行なってください。

POINT

足の第5指裏は肩とつながっている

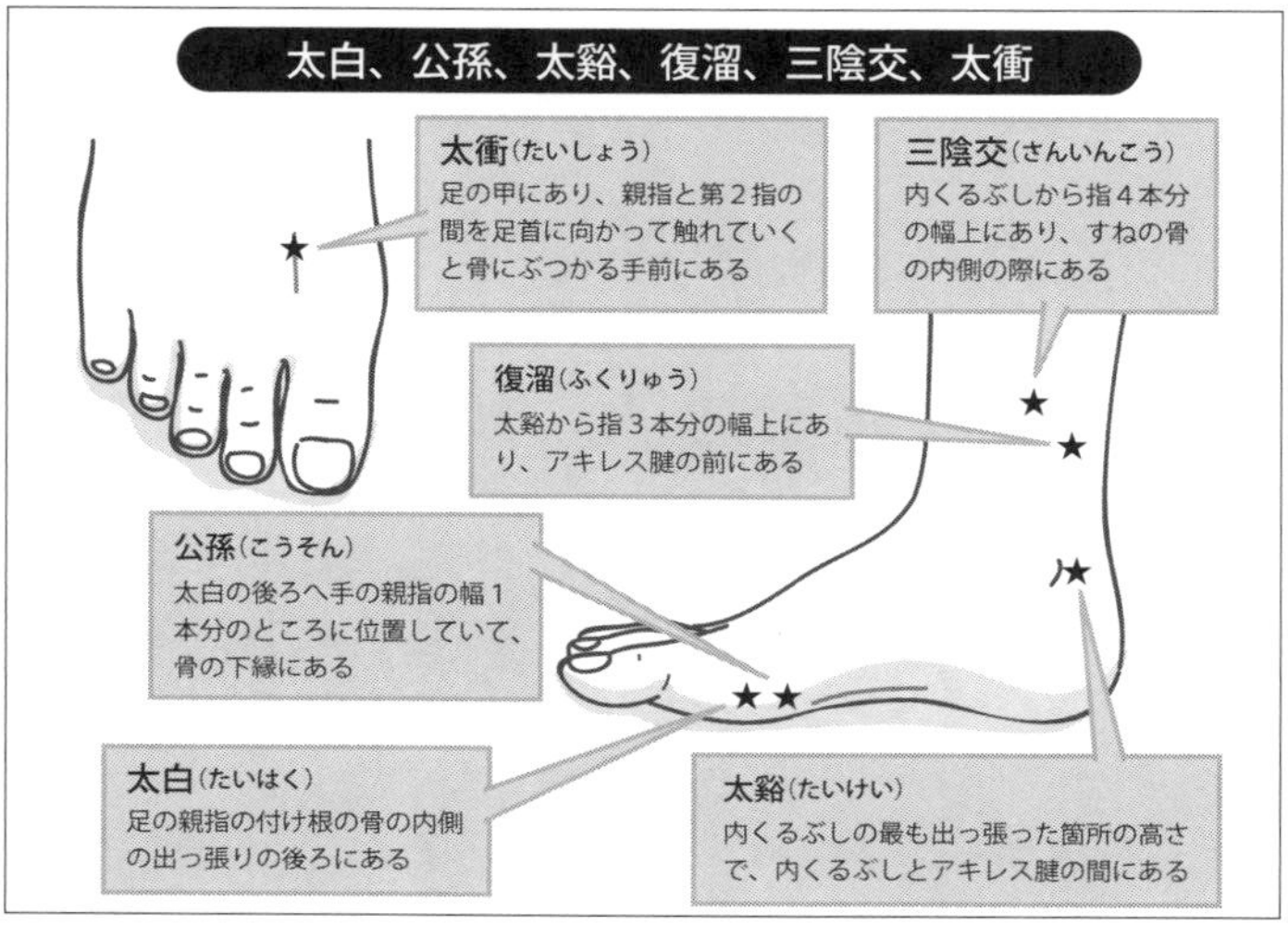
太白、公孫、太谿、復溜、三陰交、太衝
太衝（たいしょう）
足の甲にあり、親指と第２指の間を足首に向かって触れていくと骨にぶつかる手前にある
三陰交（さんいんこう）
内くるぶしから指４本分の幅上にあり、すねの骨の内側の際にある
復溜（ふくりゅう）
太谿から指３本分の幅上にあり、アキレス腱の前にある
公孫（こうそん）
太白の後ろへ手の親指の幅１本分のところに位置していて、骨の下縁にある
太白（たいはく）
足の親指の付け根の骨の内側の出っ張りの後ろにある
太谿（たいけい）
内くるぶしの最も出っ張った箇所の高さで、内くるぶしとアキレス腱の間にある

〈4〉土踏まず

土踏まずは足裏の内側の縦アーチの部分です。**その真ん中の箇所は胃、すい臓、十二指腸などの消化器と密接につながっています。**私が診たなかでは、胃に症状のある人はここを刺激するとよく反応します。

また、**親指からつながる内側の縦アーチには、東洋医学で「足の太陰脾経」といわれる経絡があり、消化器全般の働きに深く関わっています。**この経絡上にある、とくに消化器の働きと関係しているツボをいくつかご紹介します。

・「太白《たいはく》」

足の親指の付け根にある太い骨の内側で、骨の膨らみの後ろの凹んだ箇所にあります。

「足の太陰脾経」の原穴に当たるツボで、**「足の太陰脾経」全体を整える**大切なツボです。

これを刺激すると、**下痢、嘔吐、腹部膨満感、食欲不振など消化器系症状に効果が**期待できます。

・**「公孫《こうそん》」**

「太白」から手の親指1本分後ろに隔てた箇所にあります。このツボを刺激すると、「太白」同様、**食欲不振、胃痛、下痢、便秘、胃もたれなど消化器系の症状全般に効果**が期待できます。

これら二つのツボは、いずれも足の親指付近にあるので、つま先立ちで自然に刺激することができます。

POINT

土踏まずは消化器との関係が深い

「つま先立ち体操」はふくらはぎのツボも刺激する

ふくらはぎの内側には、東洋医学で「足の少陰腎経」といわれる経絡があり、主に腎臓、膀胱と関係しています。ここが弱ると、主に次のような症状が出てきます。

①足腰が弱る

長時間立ったり、歩行したりした際に疲労しやすくなります。

②冷え・むくみ

腎臓は全身の水分代謝の調節を行なっているので、尿の出が悪くなり、むくみが生じます。また代謝能力が低下して、冷えも生じます。

③めまい・耳鳴り・難聴

腎臓は耳との関係が深く、めまい、耳鳴り、難聴を生じることがあります。

④生殖器の症状

不妊症、生理痛などが起こります。

「足の少陰腎経」の経絡上で、とくに足回りにある主要なツボを二つご紹介します。

・**「太谿《たいけい》」**

内くるぶしの出っ張った箇所の高さで、内くるぶしとアキレス腱の間の凹んだ箇所にあります。「足の少陰腎経」の原穴に当たるツボで、**「足の少陰腎経」全体を整える**大切なツボです。

これを刺激すると、**足の冷え、むくみや婦人科系疾患に効果**が期待できます。

・**「復溜《ふくりゅう》」**

「太谿」から指3本分上に上がった、アキレス腱の前にあるツボです。

これを刺激すると、**足腰の弱さやだるさ、腰痛、むくみに効果**が期待できます。

「つま先立ち体操」を行なうと、これらのツボも自然に刺激することができます。

POINT

ふくらはぎの内側は泌尿器との関係が深い

「つま先立ち体操」でかかとの硬さが和らぐ

かかとは生殖器との関係が深い箇所です。患者さんを診ていますと、**生理痛や生理不順がある人は、かかとが硬くなっていることがよくあります。**

足指が正しく使えていないとかかと重心になるので、かかとが硬くなります。それだけではなく、骨盤の位置が歪んできて骨盤内臓である子宮や卵巣の機能が低下することもあります。

婦人科系疾患のある場合は、かかとをほぐして柔らかくしながら、かかと重心にならないように「つま先立ち体操」で足指を鍛えてください。

POINT

かかとは生殖器との関係が深い

4章

一生自分の足で歩けるために

これまで足指をしっかり使って歩くことの大切さについてお伝えしてきましたが、せっかくエクササイズで足指を鍛えても、日常生活がそれを台無しにするような状態のままだとしたら思うような良い効果は得られません。この章では、皆さんが日常で行なっている良くない動作について、足指や体の使い方という観点から見直していきます。ご自身の普段の何気ない行動が足指をダメにしていないか、ここで一度確認してみましょう。

座り方も歩き方と同じくらい重要

じつは歩き方と座り方は深く関係しています。足指をしっかり使って正しく歩行するには、正しく座ることも欠かせません。

今の時代、1日の中で座っている時間が長い人はとても多いと思います。**もし座り方を間違えたまま長時間座り続けているとしたら、骨盤が歪み、姿勢が崩れ、下半身の骨にも悪影響が及んで、結果的に歩き方がおかしくなっていきます。**

足指をしっかり使って歩くには、どんな座り方が良くないのかも知っておくことが必要なのです。日常生活の中で、これから挙げるような座り方をしていないか、ぜひ確認してみてください。

①足を組んで座る

椅子に座るときに片方の足をもう一方の太ももの上に組んで座る人をよく見かけます。

たとえば、右足を左の太ももの上に組んで座るとします。その場合、まず右足を上げることで、骨盤の右の骨は左の骨に対して後傾します。さらに、その足を左の太ももの上に組むと内側に捻ることになり、**骨盤の右側と左側で骨の位置が左右非対称の状態**になります。

この状態が常態化すると、その影響がしだいに下半身全体に及び、正しく歩くことが難しくなります。

POINT
足を組んで座ると骨盤が歪む

②内股で座る

床に座るときに、両足を外側に折って内股でペタンと座る人がいます。とくに女性に多いのですが、この座り方には問題点が二つあります。

一つは、**股関節を内側に捻っているため、股関節への負担が大きくなること**です。この状態が習慣化すると内股になってしまいます。内股になると、股関節が正常な軌道で動くことができなくなり、正しく歩行しにくくなります。ひどくなると、股関節周辺に痛みが出てくることもあります。

もう一つは、**内股O脚になってしまう可能性があること**です。内股になると、太ももは内側に捻れ、下腿部は外側に広がっていき、結果として内股O脚になりやすくなるのです。この状態でも正しく歩行することが難しくなります。

POINT

内股で座ると股関節の動きが悪くなり、正常歩行しにくくなる

③横座りをする

床に座るときに横座りをする人がいます。横座りとは、左右どちらかに両方の足を重ねて折る座り方です。これは一番良くない座り方です。なぜなら、この座り方では**骨盤の位置が左右非対称になり、下半身の骨の位置にもかなり悪影響を及ぼすから**です。

横座りをする人は、たいてい足を重ねる方向が決まっています。骨盤や股関節が、ある方向に傾き捻れた状態で固まっているため、動かしやすい方向も決まってしまうのです。

こうなってしまうと、歩き方もおかしくなり、足指を使って歩くことも難しくなってきます。背骨や頭蓋骨の位置まで崩れて、さまざまな症状が出やすくなります。

POINT

横座りは左右非対称なうえに傾きや捻れがひどくなるので要注意!

足を組んで座る

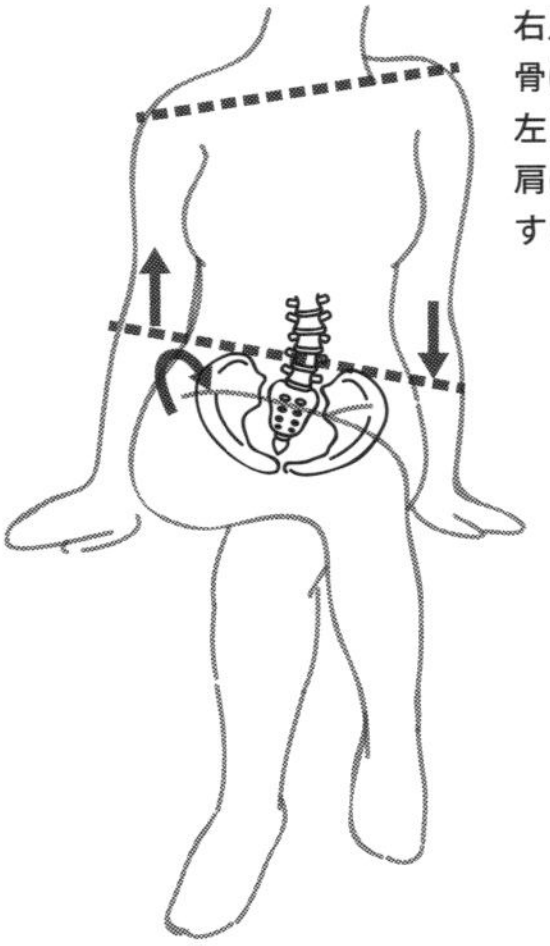

右足を左足の上に組むと、骨盤の右側の骨は「後傾」し上に上がるため、重心が左に傾く左右非対称の姿勢になる。
肩は右下がり、左上がりの状態になりやすい

内股で座る

左右対称だが、骨盤の左右の骨は前に引っ張られて、股関節も内側に捻られてロックされてしまう。

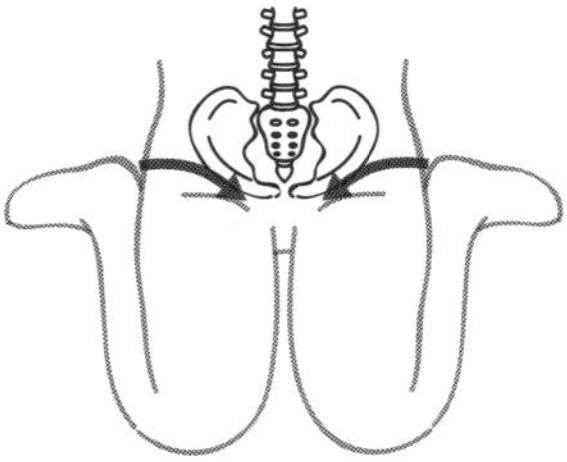

横座り

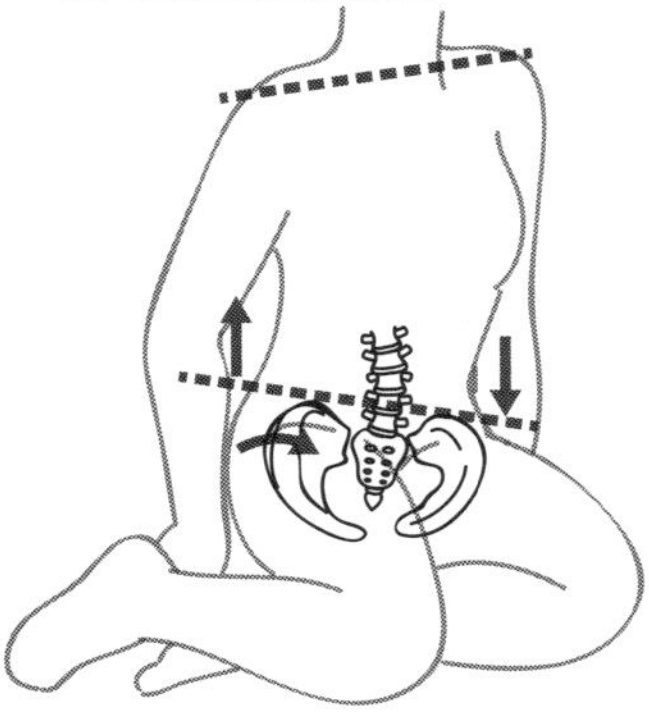

両足を右に流す横座りをすると、骨盤の右側の骨は上に上がり、前に回転する。重心が左に傾き左右非対称の姿勢になる。
肩は右下がり、左上がりの状態になりやすい

④正座で座る

正座については意見が分かれることがしばしばあります。なぜなら、メリットもデメリットもあるからです。

正座をすることによる主なメリットとデメリットを挙げます。

メリット

・左右対称の座り方である

足を組んだり崩したりする座り方ではないので、骨盤や背骨の位置が崩れにくくなります。

・姿勢が良くなる

骨盤や背骨の位置が崩れにくいので、姿勢が良くなります。

・呼吸がしやすくなる

背骨が崩れにくいため、背骨とつながっている肋骨の位置も安定します。肋骨には呼吸する際に使う筋肉が付いていますが、その動きも安定するため、呼吸しやすくなります。

デメリット

・膝に負担がかかる

両膝を最大限に曲げた状態で上半身の体重が乗ってくるため、膝への負担が大きくなります。

・下半身の血行が悪くなる

足の甲やふくらはぎが圧迫されるので、長時間正座をする習慣があると下半身の血行が悪くなる可能性があります。

以上挙げたように、正座にはメリットもデメリットもあります。デメリットを回避するためには**長時間の正座は控えましょう。もし長時間正座をしなくてはいけないときは、両足のつま先を立ててかかとにお尻を乗せるように正座をしてください。**血行障害やしびれを回避できるだけでなく、膝への負担が軽減されます。

POINT

長時間の正座は控えよう!

⑤ソファに座る

自宅でくつろぐときはソファに座ることが多いという人もいるでしょう。1日のうちでこういうリラックスする時間があっても良いとは思いますが、ソファに座ることには落とし穴があることも知っておきましょう。

ソファは座面も背もたれも斜めになっていることが多く、腰掛けるとお尻が深く沈み、背もたれにゆったりともたれかかるようになっています。材質が柔らかいものほどそうなってしまいます。

そんな**ソファに寄りかかって座り続けていると、お腹のインナーマッスルを使って体を起こしていることが少なくなり、お腹の筋肉は弱ってきます。また、背中を伸ばすことが少なくなるので、背中の筋肉も弱くなります。**

なかには足を組んでソファに長時間座っている人がいますが、この場合は骨盤の骨が左右非対称になり、その悪影響も出てきます。

とは言っても、自宅のソファに座ることは多いでしょうから、その際は次の点を意識して利用してください。

・ソファに長時間座り続けない

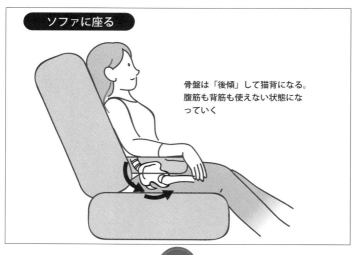

↓筋肉の弱化を防ぐ

・**なるべく背もたれに寄りかからない**

↓骨盤の後傾や筋肉の弱化を防ぐ

・**深く沈みこまない材質のソファにする**

↓お尻が深く沈みこまないように、少し硬めの材質のソファがおすすめ

POINT
筋肉の弱化と骨盤の崩れを防ぐため、長時間のソファの使用は控えよう！

以上のことに注意しながら、正しい歩き方につながる正しい座り方のポイントを三つ挙げておきます。

①床ではなく、椅子に座る

床に座ることは姿勢を保つうえでなかなか難しく、楽ではありません。ですから、**なるべく椅子に座ることを心がけてください。**

それでも床に座ることが多い場合には、左右の足の裏を合わせてあぐらで座ることをおすすめします。足を組まないことで骨盤の位置が左右対称に維持しやすくなり、股関節にも負担がかかりにくくなります。

あぐらが難しい場合は、**膝をまっすぐ伸ばした状態で壁に腰と背中をつけて座る**ようにしてみてください。

どちらも難しい場合は、椅子に座る工夫をしたほうが良いかもしれません。

②椅子に座るときは両方の足裏全体を床につける

このことを意識して座ることで体の安定感が増し、無理なく骨盤を正しい位置にキープできます。

③両太ももをできるだけ近づける

両太ももを近づけると、骨盤内のインナーマッスルが鍛えられます。また、無理なく骨盤を起こせて、座っているときの姿勢を正しく維持できるようになります。内も

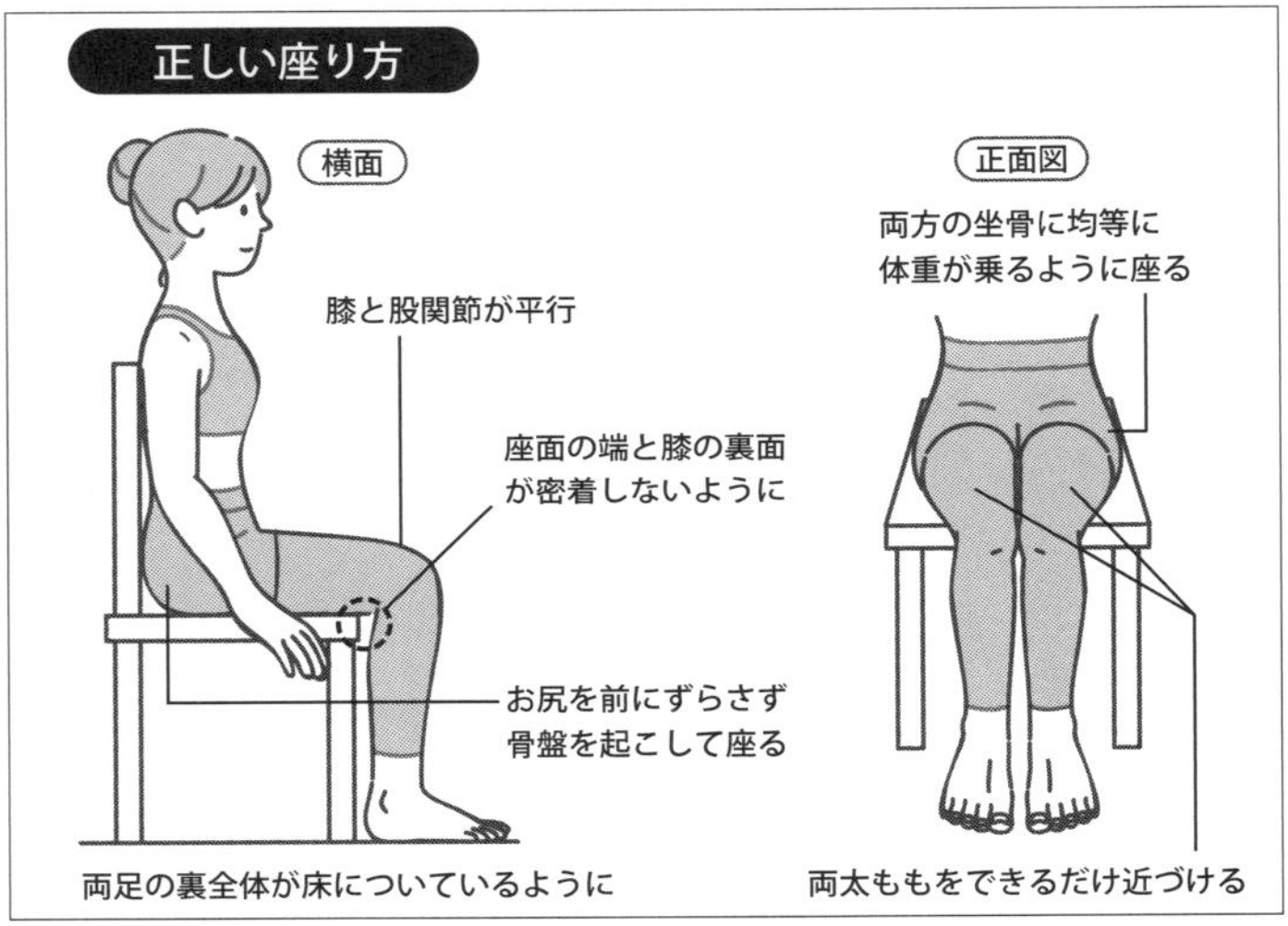

正しい座り方
横面
膝と股関節が平行
座面の端と膝の裏面
が密着しないように
お尻を前にずらさず
骨盤を起こして座る
両足の裏全体が床についているように
正面図
両方の坐骨に均等に
体重が乗るように座る
両太ももをできるだけ近づける

もの筋肉を閉めるということは、体を中心に集約する筋肉を使うということなので、体幹を中心で維持できるようになります。

重心を崩さない立ち方

次は立ち方です。本書では足指を使う理想の歩き方について説明してきましたが、スタートである立ち姿勢が崩れていると歩行もおかしくなります。その意味では、**歩き方は立ち方で決まると言っても過言ではありません。**

立ち方のポイントは、長時間重心を崩さないで無理なく立ち続けられるかどうかにあります。重心が崩れやすい立ち方の典型

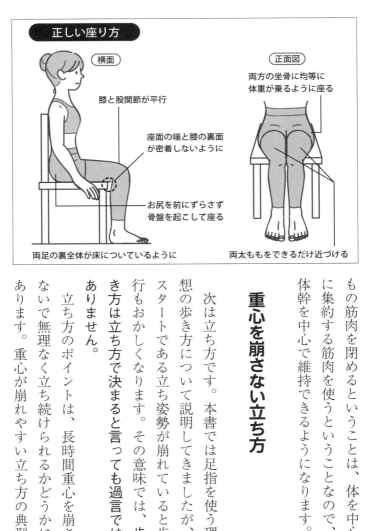

は次の二つです。

①いつもどちらかの足に重心を乗せて立つ

重心が崩れている患者さんに問診をしますと、ほとんどの人が立つときはいつも同じ側の足に重心を乗せて立っています。それが長時間続くと、いつも同じ箇所の筋肉に負担がかかり続けます。いずれ、そこにだるさや張り、痛みなどの症状が出てくるようになります。

そうならないために、できるだけ**両足に均等に重心を乗せて立つように心がけてください。**

②立つとき膝の裏をぴんと伸ばし過ぎる

膝の裏をぴんと張ったまま立っていると、膝の裏からふくらはぎにかけて足の後面の筋肉が張った状態となります。いつも、こうした立ち方をしていると、反張膝《はんちょうひざ》（膝を過剰に後ろに反らせた状態）にもなりやすくなります。また足指が浮いている人は、かかと重心になり体が後方に傾きます。その結果、反張膝になることもあります。

このような場合、両足の膝の裏をぴんと張ったままでは疲れるので、どちらかの足に重心を逃して楽になろうとします。その結果、①のように、いつもどちらかの足に重心を乗せて立つようになります。

反張膝にならないようにするためには、立つときに膝の裏をぴんと伸ばし過ぎず膝に多少ゆとりを持ってつま先に重心を乗せるようにしましょう。とくに親指に重心を乗せるように心がけることによって、重心が前に移動しながら中心で安定し、理想的な立ち方になります。

POINT

立つときは両足に等しく体重を乗せ、つま先、とくに親指に重心を乗せるようにしよう

自転車利用の落とし穴

ここからは、自転車に乗るときと歩くときの体の使い方を比較してみます。

①使う筋肉の多さと運動量が違う

自転車は足でペダルをこぐので、結構な運動になっていると考えている人は多いかもしれません。しかし、歩くときと比べてみると、体の使い方はかなり違います。

自転車をこぐときは上半身をほとんど動かしません。また、ある程度こぐと足を動かさなくてもしばらく進みます。

一方、歩くときは腕を振ったり体幹を回旋したりと上半身の筋肉も使いますし、機械の力に頼らず自分の力だけで進みます。また、足の動きを止めたらすぐに止まってしまいます。

急激な上り坂など極端な状況を除き、一般的には自転車より歩行のほうが、より多くの筋肉を使い、運動量も大きくなります。

②足裏の使い方が違う

自転車は、足裏の一部をペダルに乗せてこぎます。その箇所は刺激されますが、それ以外の箇所はほとんど刺激されません。一方、**歩行するときは、かかとからつま先まで足裏全体が刺激されます。**

③負荷が違う

自転車はお尻をサドルの上に乗せ、手はハンドルを握っているため、負荷がお尻や足や腕に分散されます。一方、**歩行は立位で一歩一歩着地して歩くので足への負荷が大きくなります。それによって足の骨や筋肉が刺激され、足指も強化されます。**

場合によっては自転車のほうが便利なこともありますが、自転車を使うことに慣れてしまうと、「楽だから」「歩くことが面倒だから」となってしまうことがよくあります。問題なのは、それによって歩く機会を失い、歩くことの効果を得にくくなることです。

そうならないためには、まず自転車に乗るときと歩くときの体の使い方の違いを理解しておき、できるだけ自分の足で歩くように心がけることです。

POINT

自転車に頼らず、できるかぎり自分の筋肉だけを使って歩こう!

ルームランナーの落とし穴

もう一つ、知っておいていただきたいのがルームランナー（ウォーキングマシン）を使った歩行と、地面を歩くことの違いです。よく比較してみると、似て非なるものであることがわかります。

①足を接地している状況が違う

ルームランナーは立位で行なうので、この点においては地面を歩くことと同じですが、足を接地している状況が違います。

ルームランナーは足元のベルトが動いてくれます。自分の足の力だけで歩いているわけではなく、**機械の動力の助けも借りて歩いています。**一方、地面を歩く場合は地面が動いてはくれませんから、全て自力で前に進みます。これは大きな違いです。

また**外を歩行すると、地面はフラットではなく、坂になっている場所もあれば、凹んでいる場所もあり、段差もあります。その状況によって多様な筋肉を使いながら歩いている**のです。

その分、単純な動きをくり返すルームランナーより複雑な対応も必要になるため、**脳への刺激**という点でも違ってきます。

②上半身とのつながりが違う

ルームランナーは、安全を考慮してバーをつかんだまま歩くように説明されていることもありますが、これだと上半身の動きが制限されてしまい、下半身と上半身をうまく連動させて歩くことはできません。

③歩く場所が違う

ルームランナーは文字通り室内で行ないます。雨が降っているときでも気にせずに歩けるというメリットはありますが、**外気や日光に触れることはありません。**

人間にとって欠乏しやすい栄養素の一つに**ビタミンD**があります。**ビタミンDは、食物からも摂取できますが、日光を浴びることによっても生成されます。骨を丈夫にしてくれる栄養素なので、骨粗しょう症の予防になります。また、免疫力も高めてくれます。つまり、日光に触れることは、とても大切な栄養素を得ることにもなっているのです。**

ルームランナーだけだと、このビタミンDが生成されるチャンスを失ってしまいます。そこでおすすめしたいのは、雨が降っているときはルームランナー、雨が降っていないときは外で歩行するという具合に使い分けをすることです。まったく運動をしないよりは、自転車でもルームランナーでも体を動かすほうが良いのですが、なるべく道具に頼らず、自力で歩くことを目指してください。

POINT

なるべく日光を浴びて、自力でさまざまな地形を歩こう！

足元を冷やさない

患者さんを診ていますと、足元が冷えている人はとても多く、とくに女性のほうが顕著です。それによって体はさまざまなダメージを被ります。

①足元が縮こまり硬くなる

足元が冷えると足指が縮こまって硬くなり、地面から浮きやすくなります。そうなると足指を使った正しい歩行が難しくなり、筋肉の衰えでさらに冷えが進んでしまいます。

②免疫力が低下する

足元が冷えると、体全体の血流が悪くなるため体温低下にもつながります。体温が1℃下がると、免疫力は37％近く低下するといわれています。「冷えは万病の元」と言われる所以です。

③睡眠の質が低下する

足元の冷えは体にとってストレスとなり、脳もそのストレスを受けて交感神経が優位になります。そうなると、なかなか眠りにつけず、睡眠の質が低下してしまいます。

なかには、足元が冷えないように電気毛布を使ったり、靴下を履いたりして寝る人もいますが、これはあまり好ましくありません。体は電気毛布や靴下などの外部の力によって温かくなっているのに、脳は体が自力で温めたと勘違いしてしまい、熱を産生するように体に指示しなくなるからです。

また、寝ている間は意外と汗をかきますが、電気毛布や靴下でさらに寝汗をかくと、かえって体を冷やすことになります。

やはり、何か他の物を使って体を温めるのではなく、できるだけ自分の体で熱を産生できるような体づくりをしたほうがいいのです。

④精神面に不調をきたす

じつは、冷えは肉体面だけでなく精神面にも悪影響を及ぼします。**体が冷えると、活力がなくなり行動力も低下します。**野生の動物が寒くなると冬眠するように、人間も寒くなると家に籠ることが多くなり、朝も起きにくくなります。

このような状態が蔓延化すると、うつ病になり、ひどくなって自殺につながることさえあります。暖かい国に比べて、寒い国に自殺者が多いというデータもありますが、こうしたことと関係しているのかもしれません。

冷えはけっして軽んじてはいけません。「冷えは万病の元」なのです。

では、実際に足元の冷えを改善するいくつかの方法をご紹介します。

①つま先立ち体操とウォーキング

足元の冷えを改善するには、足元の運動が必須です。「つま先立ち体操」を毎日継続して行ない、なおかつ足指を意識したウォーキングを実践してください。

②入浴

寒い季節にかぎらず、**真夏も含めて一年中入浴することをおすすめします。**

夏は日中冷たい飲食物を体内に入れたり、冷房を長時間浴び続けたりして、体の内と外から体を冷やし続けています。夜寝るときに冷房を浴び続けることも多いでしょう。結果として、夏でも冷えている人が増えています。

ですから、夏でもシャワーだけで済まさず、しっかり入浴したほうがいいのです。ただ入浴するうえでひとつ気をつけていただきたいことがあります。それは最低でも**就寝の1時間前には入浴を済ませておくことです。**なぜなら寝る直前に熱いお風呂に入ると、交感神経が優位になって寝つきにくくなるからです。

お風呂の温度は40℃くらいまでにして、できれば15分程度ゆっくりと浸かるようにします。急激に温めすぎず、じんわりと汗をかいて体をリラックスさせるようにしてください。そうすれば**副交感神経が優位に働き、心地よい眠りにつける**でしょう。

③足首に注意

よく女性誌で、女性のおしゃれは**「足首、手首、首」**の三つの首を見せるのがポイントなどと書かれています。しかし、冷えによる体への悪影響を考えると、これは真逆の行為です。

この三つの箇所は、どれも**熱が逃げるところ**なのです。とくに足首周りは、冷えを防ぐツボや女性の体に大切なツボが集中しています。ですから、女性こそ足首をしっかりと被覆して露出しないように心がけてください。

④冷たい飲み物に注意

夏は暑いので冷たい飲み物が欲しくなりますが、喉ごしが良いので必要以上に飲んでしまい、体内からもますます体を冷やすことになります。

飲み物はなるべく常温のものにし、熱を冷ます食材（レタス、トマト、キュウリ、ナス、フルーツなど）を摂るのがおすすめです。ちなみに、冬は体を温める食材（根菜、生姜など）をなるべく温かい状態で食べるようにしましょう。

POINT

冷えは万病の元。足指を動かし、入浴して、飲食物にも注意しましょう

足指を使いやすい履物を選ぶ

せっかく足指が使えるようになっても、履物の選択が間違っていると良い歩行の妨げとなります。履物の注意点を挙げておきます。

①ヒールが高い靴

普段ヒールの高い靴を履く人はもちろん、過去にヒールの高い靴を履く習慣があった人も注意が必要です。

3～4センチくらいまでのヒールであれば、足指に重心が乗り骨盤もほどよく前傾するので、無理のない姿勢をとることができます。このくらいの高さであれば足指も無理なく使えるので、疲労感や不調が起こりにくくなります。

しかし、ヒールの高さが4センチを超えてくると、かかとから足先への傾斜がきつくなり、姿勢が前のめりになります。そうなると、バランスをとるために反り腰になってしまうのです。**ヒールが高ければ高いほど、腰の反りはきつくなり、腰痛を発症しやすくなります。**

足指を使いにくくなるため足指の力が弱くなり、それだけでなく「後面ルート」の筋肉も使わなくなるので、蹴る力も弱くなります。

靴を脱いだ後にも影響します。高かったかかとの位置が地面に降りてくる反動で、逆に指が反り上がって固まってしまうことがよくあります。

とは言っても、仕事でヒールの高い靴を履かなくてはいけない人もいると思います。そういう場合は、靴を履いたその日のうちに必ず3章の「プレエクササイズ」で、固まった足指をほぐすようにしてください。

POINT
ヒールが高い靴は足指が反り上がりやすい。履いたその日のうちに足指をほぐそう！

②先細りの靴

パンプスに代表される先細りの靴にも注意してください。先細りの靴は材質が硬いことも多く、**足指が狭い靴の中で縮こまった状態**になります。普段からこのような靴を履く場合はヒールが高い靴同様、靴を脱いだ後、「プレエクササイズ」で足指の間を広げるケアをしてください。そのままにしていると、**外反母趾や内反小趾の原因**となります。

POINT
先細りの靴は足指が縮こまりやすい。履いたその日のうちに足指を広げよう！

③ブーツ

材質の硬いブーツは、足指、足首の動きが固定されてしまい動かしにくくなります。先細りでヒールが高く材質が硬いブーツは、正しい歩行をするうえではかなりハードルの高い靴です。

POINT
材質の硬いブーツは足指、足首が共に固定されるので要注意！

④サンダル

サンダル系の靴を履いて歩くと、足を後ろに蹴るよりも、前に振り出して歩くようになるので、足指を使えなくなりやすいです。とくにかかとが固定されていないサンダル系の靴は、足指を踏みこんで後ろに蹴って歩くことが難しいので注意してください。

POINT かかとが固定されていないサンダルは足指を使いにくい

⑤スリッパ

注意しなければならないのは外で履く靴だけではありません。室内で履くかかとのないスリッパも、サンダルと同じです。足指を使わずにスリッパの裏を床にするように歩いてしまいがちです。

かかとまで履けるスリッパもありますが、スリッパはサイズがおおまかなことも多いので、足にフィットしていない可能性があります。足にフィットしていないと足指で後ろに蹴って歩きにくくなります。室内ではスリッパを履かずに5本指ソックスで過ごすのがおすすめですが、もしスリッパを履く場合は、かかとまで覆われたもので足にフィットしたものを選びましょう。

POINT

特に室内で過ごす時間が長い人は、スリッパ選びも慎重に!

⑥靴のかかとの裏

普段よく履いている靴のかかとの裏をチェックしてみてください。かかとの裏が極端にすり減っていませんか? 斜めに削れていませんか? よく見るのが、かかとの外側が削れている靴です。靴がこういう状態になっている人は、足の親指まで踏み込んで歩いていない場合が多いです。足の外側だけを使って歩いています。かかとの外側が少々すり減っている程度は問題ありませんが、極端に削れていたり、左右のかかとの外側の削れ方に極端な差がある場合は要注意です。

たまに、靴のかかとの内側が削れている人を見かけることがありますが、これはとくに内股の女性に多いです。

また、かかと全体が削れている場合は、足指全体が使えておらず、極端にかかとを地面に打ちつけて歩いている人が多いです。

いずれにしても、靴のかかとが削れるような歩き方を続けていると、どんどん足指が使えなくなり、体のバランスが崩れていくので注意してください。せっかく毎日「つま先立ち体操」を行なっていても、**すでにかかとが削れている靴を履いていると、重心が崩れ足指をしっかり使うことができません。**削れた箇所を修理するか、削れていない靴に替えましょう。

POINT

靴のかかとのすり減り方は、その人の歩き方を示している

⑦靴下

靴下は五つに分かれた**5本指ソックス**がおすすめです。**5本指ソックスを履くとき、それぞれ足指がすんなり入るかどうかもチェックしてください。**足指がしっかり広がっているかどうかの目安になります。

POINT
靴下は、足指が広がりやすく動かしやすい5本指ソックスがおすすめ！

以上が履物に関する注意点ですが、実際にはどのような履物が望ましいのでしょうか。

まずは、**履いたとき、歩いたときに痛みや窮屈さを感じず、長時間履いていても疲れないこと**です。窮屈は嫌だからといって靴の中で足の遊びがあるような大きめの靴を選ぶのも考えものです。できるかぎり**自分の足の形やサイズにジャストフィットした靴を選んでください。**

どの靴がジャストフィットしているかわからないときは、一度シューフィッターのいる専門店で自分の足の形を分析してもらい、アドバイスしてもらうのがおすすめです。

材質は硬すぎず、動きやすいことが目安です。それには紐で調節できるスニーカーがいちばんおすすめですが、仕事柄そういう靴を履けない人もいるでしょう。また、おしゃれな靴を履きたいときもあるでしょう。シーンに合わせて履き替えても構いませんが、なるべく普段履く靴や長時間歩くときの靴はサイズの合った動きやすいものを選びましょう。多少無理した靴を履いたときは、脱いでから必ず足のケアをするようにしてください。

いきなり薬を飲むのはやめよう

患者さんに問診をしていますと、薬を飲んでいる人が多いのに驚かされます。多いのは鎮痛剤、胃薬、降圧剤、コレステロールや中性脂肪の数値を下げる薬、抗不安薬などですが、とくに多いのは鎮痛剤です。

男女で比べますと、女性のほうが多く、膝などの関節痛で鎮痛剤を服用している場合もありますが、圧倒的に多い理由は頭痛や生理痛を抑えるためです。

もちろん、誰だって痛いのは嫌です。頭痛や生理痛もきついと思います。早く痛みを和らげたい一心で薬を使うのはわかりますが、**薬には大なり小なり副作用がありま す。**薬を飲むと、効かせたい患部に作用する反面、それとは別の箇所にも作用することがあります。それが副作用となって現われるのです。

とくに高齢者が薬を利用する場合は、副作用を防ぐために、いく種類もの薬を同時に服用するといったことはよくある話です。

じつは、私も薬の副作用で苦しんだ経験があります。ある抗菌剤を飲んだところ、41度以上まで高熱になり、全身に薬疹が出て入院を余儀なくされたのです。このときの体験をきっかけに、私は薬を使わないでも健康増進に貢献できる施術家になろうと決心しました。

とはいっても、薬を全否定しているわけではありません。私も過去に薬に助けてもらったことがあります。大事なのは、薬はその副作用で体調を悪化させることもあると知っておくことです。

病気の原因を治療するのではなく、発熱や痛みなどの症状を一時的に抑えるための治療を対症療法といいますが、鎮痛剤もそのための薬です。痛みの原因を治しているのではなく、とりあえず痛みを抑えているのです。使いすぎると、胃の不調をはじめとする副作用が起こることもあります。ときには、それらを防ぐための薬をさらに飲まなければならないこともあります。

でも、逆に考えると、**痛みの原因を見つけて適切な処置をすることができれば、痛みはほとんど治まり、鎮痛剤は飲まなくても済みます。**

たとえば、頭痛は首や肩のこりからもきているケースが非常に多く、さらに元をたどれば足元の崩れからきていることが大半です。生理痛も、体の血流の流れが悪くて起きている場合が多いです。体の歪みを取ってバランスを整えると血流がスムーズになり、嘘のように生理痛が改善することもよくあります。

もちろん、体の不調はときには思わぬ病気の前兆である場合もあるので、まずは詳しく検査をし、それで異常が見られないようであれば、日常生活を見直し、体のバランスを整えることを意識してみてください。**さまざまな症状は、意外と体の歪みからきていることも多いので、そこから改善すると症状が治まることがよくあります。**

皆さんも薬を飲む前に、まずはその原因を考え、なるべく薬を飲まなくてもいい体づくりを目指していきましょう。

POINT 足元の崩れを改善し、薬を飲まなくてもいい体づくりをしていこう!

「リセット・インプット・アウトプット」を毎日続ける

問診の際、患者さんに話を伺っていますと、「昨日突然痛くなった。何が原因かわからない」と話されることがよくあります。本来症状というものは、原因がはっきりとわかっているもの以外は、少しずつ体の歪みが蓄積されていき、もうそれ以上耐えられなくなったときに出てきます。けっして、いきなり出てくるものではありません。

私が患者さんに、その体の歪みの原因は足指と関係しているとお話しすると、最初は皆さんが驚かれます。しかし、実際に足指を使えるようにするだけで、さまざまな症状が驚くほど改善していくのです。

そのために患者さんには毎日、足指の「リセット・インプット・アウトプット」を続けてくださいとおすすめしています。3章にあるように、まずは準備運動である「プレエクササイズ」で足指をほぐすことで、足指の状態をリセットします。その次に「つま先立ち体操」を行なうことで、足指の正しい使い方をインプットします。そして最後は、**実際に足指を意識して歩いてアウトプットするのです。**

このリセット・インプット・アウトプットの三つは、できれば朝に行なってください。そうして足元の状態を良くして1日をスタートすると、日中の活動にも良い影響をもたらします。

朝は忙しくて時間が無いという場合は、「プレエクササイズ」は夜お風呂の中で、もしくはお風呂上がりに行ない、翌朝に「つま先立ち体操」を行なってください。もう少し時間があれば、「レベルアップエクササイズ」の中から自分のレベルに応じたエクササイズを追加して行なってください。

そして、**歩くときは足指をしっかりと使うことを意識してください。**

「ローマは1日にしてならず」という言葉がありますが、足指もすぐに使えるようになるわけではありません。たとえば「歯みがき」は毎日行ないます。虫歯が無いからしない、虫歯が治ったからしないということではないはずです。毎日の歯みがきを当たり前の習慣にすることが、虫歯の最善の予防になるのです。

「つま先立ち体操」も同じです。**ぜひ毎日の習慣にして病気や不調への予防に役立ててください。**

POINT

リセット→「プレエクササイズ」
インプット→「つま先立ち体操」
アウトプット→足指を意識しての歩行

「つま先立ち体操」感動体験記

すでに当院で「つま先立ち体操」を実践した方たちから、たくさんの声が届いています。最後にその一部をご紹介します。

▼「一度は諦めていた膝痛が改善」（50代・女性）

4年前に出会った山田先生のお陰で、今の私の生活があります。引っ越しをする半年前くらいから右膝が痛みだし、騙し騙し生活をしていたのですが、痛みがひどくなると同時に腫れも出てきて日常生活に支障をきたすようになってしまいました。

そんななかネットで良い先生を探すうちにたどり着いたのが、山田先生です。さっそく診ていただくと、普段の生活の動きの癖や足元からの歪みなどが原因で、膝に症状が出ていることがわかりました。

歪みはかなりひどかったようですが、「必ず良くなります！」という先生の言葉を信じて通院しながら、「つま先立ち体操」などで足元を改善していきました。お陰さまで、今はあの膝の痛みが嘘のように消えて大好きなスポーツも思い切り楽しめています。

先生は私の体の癖についても教えてくださり、それに合った体操もご指導してくださるので、自分でもケアできます。一度は諦めていた膝の痛みでしたが、今ではすっかり無くなりました。先生への感謝の気持ちでいっぱいです。ありがとうございます。

▼「足指の使い方が原因と言われて最初は半信半疑だった」(30代・女性)

これまでは体全体がいつも疲れている感じがあり、慢性的なひどい腰痛に悩んでいました。いろいろな整骨院に通い、少し状態が良くなると通わなくなる。そしてまた悪くなると通うというくり返しで、根本的に改善することはないだろうと半ばあきらめていました。

そんななか山田先生と出会い、「歩くときに足指に力が入っていないことが腰痛の原因です」と言われて驚きました。すぐに足指を強化する体操をして、歩き方を普段から意識するようにすると、それだけで腰痛が改善してきたのです。

足指の使い方に問題があると言われて、最初は半信半疑でしたが、今はやはりそうなんだと実感しています。今後も「つま先立ち体操」をはじめとするエクササイズを続け、足指を使った歩行を意識していきたいと思っています。

▼「あれほど苦しかった症状が次々と消えた」(30代・女性)

山田先生に出会うまでは、朝起きてから寝るまで常に肩こりと頭痛があり、鎮痛剤を毎日服用していました。週の半分は、めまいと吐き気もありました。さらに、1年中冷え症がきつく、夏でもモコモコの分厚い靴下を履いて過ごし、寝るときも履いたままでないと眠れない状態でした。

いつも疲労感があり、いくら睡眠をとっても解放されることはありませんでした。一体どうしたら、こんな状態から脱することができるのか、気が重くなるばかりでした。

そんな状態から山田先生に施術していただき、「つま先立ち体操」をはじめとするエクササイズをはじめてみました。すると、まず変化を感じたのが冷えの改善でした。それまでは、どんなことを試みても改善の兆しさえなかったのに、「つま先立ち体操」をしていると足の裏がポカポカと温かくなり、冷えを感じずに眠ることができるようになったのです。これは、私にとってとても大きなことでした。

それをきっかけに頭痛やめまいも徐々に改善してきて、今では薬をまったく服用しなくても頭痛は起こらなくなりました。気づいたら、疲労感を感じることなく元気に過ごせていました。

今後も「つま先立ち体操」などのエクササイズを続けていって、この状態を維持したいです。

▼「指4本入るくらい開いていたO脚が改善」(10代・女性)

小学生のときは真っ直ぐな足だったのに、高校生になって気がついたらO脚になっていました。膝と膝との間に手の指が4本入るくらい開いていたのです。

山田先生の施術を受けながら「つま先立ち体操」などのエクササイズを毎日続けました。今は指1本くらいの開きまで改善し、少し太ももに力を入れれば両膝の間が完全につくまでになっています。

母からは「足が細くなったね」と言われて、O脚だけでなく足が細くなったことも実感しています。

▼「顎変形症も足元から来ていた」（40代・女性）

顎変形症で顎を広げる手術を受けましたが、手術後も顎の不具合、胃腸の不調、慢性疲労などで悩まされていました。

口を開閉しようとすると、顎の可動域が制限され、周辺の筋肉が過剰に緊張して不快になります。胃腸にも常に不快感があり少食になっていたため、夏になると体力を消耗してたびたび倒れることもありました。

これまでさまざまな施術を受けてきましたが、私には合わなかったようで改善することはありませんでした。そんななかホームページの足指からの根本改善という言葉に惹かれて山田先生に診ていただいたところ、「体に起こっているさまざまな不調の原因は足元からきている」と言われました。なるほどと思い、施術を受けながら「つま先立ち体操」などのエクササイズを自宅で続けていると、体の調子が変化していくのを実感できました。

今は顎の不調が出ることはほとんどありませんし、食べる量も増えて夏にエネルギー切れで倒れることもなくなりました。

顎関節症や顎変形症で悩んでいる方に、ぜひおすすめしたいです。

▼「育児の合間の数分でできる」（40代・女性）

第2子を出産後、山田先生の院に骨盤矯正のため通いはじめました。初診で山田先生から、「骨盤が歪んでいる根本原因は、足指を使えていないことで重心が片方の足にかかりすぎていること」だと教えていただきました。

そして、自宅で行なうようにすすめられた「つま先立ち体操」などのエクササイズをはじめてみました。育児の合間の数分でできるので、無理なく続けることができました。

続けていると、姿勢が良くなり、腰痛もなくなり、ウェスト周りはスッキリしてきました。今後もこの状態をキープするためにエクササイズを続けていきたいと思います。

▼「頭がくらくらする症状が消えた」(小学校3年生・女の子のお母さん)

2学期明けに頭がくらくらするという症状が頻発するようになりました。とくに朝起きた後に症状が出ることが多く、学校に行けなかったり、遅刻して行ったりすることが増えていきました。

心配で小児科を受診したところ、起立性調節障害ではないかと言われました。病院では治療方法がないとのことだったので、山田先生にお世話になりました。

山田先生に診てもらうと、骨盤と背骨、頭蓋骨の位置がかなり崩れて歪んでいると言われました。そのために姿勢も崩れてしまっているとのことでした。いちばんの原因は、足指が使えていないことだとわかり、毎回足指から頭まで施術していただきました。

また、自宅では「つま先立ち体操」をはじめました。続けていると、少しずつ改善が見られ、頻発していた症状は週に1回くらいになりました。さらに、体調が改善してきて、現在はほぼ症状が出ることなく元気に学校に通えています。

▼「尿漏れなどの産後の症状が改善」(30代・女性)

産後、体型が戻らず、軽い尿漏れや足裏の土踏まずの痛みなどもあり、骨盤矯正をしたほうがいいのではと思って山田先生の院を訪ねました。

骨盤のみを矯正していくのかと思っていましたが、山田先生から「歪みは足元から」というお話を聞き、びっくりしました。

足元をチェックしていただくと、左への傾きがかなりあり驚きました。自分ではまったく気づきませんでしたが、指摘されて考えてみますと、たしかに仕事や授乳のとき、いつも左に寄りかかるような体勢になっていました。

歩くときは足指をほとんど使えていないこともわかり、山田先生から教えていただいた「つま先立ち体操」を毎日3分ずつ行ないました。するとはじめてから1週間で、びっくりするくらい症状が改善されてきました。

現在1カ月くらいになりますが、どんどん体調が良くなってきていますし、姿勢や歩き方も変わってきています。

▼「慢性的な胃の症状が出なくなった」（30代・女性）

病院で機能性ディスペプシアと診断されました。これといった原因は明らかではないのですが、慢性的にみぞおちの痛みや胃もたれなど胃の症状がある病気です。とくに私の場合は慢性的な疲労がきつく、すぐに横になりたくなったり、めまいが起こったりします。過呼吸で苦しくなり救急車で病院に運ばれたことから、母の紹介で山田先生の院に通いはじめました。

診ていただくと、骨格の歪みがきつく重心が左にかなり傾いていて、姿勢も崩れていました。「この状態だと胃が正常に機能しなくても不思議ではない」と言われました。そして、骨格の歪みの原因は、足指が使えていないために足元が不安定になり崩れていることにあると言われました。

足指を正しく使えるようにするには自宅で「つま先立ち体操」がいいと先生に教わり、さっそく毎日はじめました。すると、驚くほど体調が良くなってきて、今ではあれほど辛かった症状も改善して安定した日々を送っています。

▼「右肩の激痛が無くなった」(60代・女性)

四十肩、五十肩を経験し、今回は3回目の右肩の激痛が私を襲いました。腕が上がらなくなり、日常動作もやりづらくなっていました。そんな折、知人の紹介で山田先生の院に通いはじめました。

体の状態を診ていただくと、骨盤と背骨が崩れて肩が上がりづらくなっていることがわかりました。しかも、その根本原因は足指が使えていないことにあるというのです。

初回の施術でかなり良くなったのですが、先生から教わった「つま先立ち体操」を自宅で毎日続けるようにしました。お陰様で、現在は右肩の症状はほぼ無くなりました。足指が体全体とつながっていることがわかったので、これからも「つま先立ち体操」を続けながら足指をしっかり使って適度な運動を心がけていこうと思っています。

おわりに

「健康第一」

これは私が常日頃から身に染みて感じている言葉です。人生何事をするにも、健康であることが大前提だからです。

いくらお金をたくさん持っていても、健康な心身が無ければ、それを楽しみや夢に使うことはできません。もちろん、健康な体をお金で買うこともできません。

あるいは、たとえ自分自身は健康であったとしても、家族の誰かが健康でなかったとしたら、やはり心から幸せを感じることは難しいでしょう。幸せの根幹は、まず皆が「健康である」ことなのです。

私が今の仕事をしているのは、一人でも多くの方たちの健康に携わり、不調のない身体をつくっていくことが人々の幸せへとつながり社会貢献になると考えているからです。

普段健康でいると、なかなか健康でいることのありがたみを感じることは少ないものです。病気になってはじめて感じる人も多いでしょう。健康であることは、けっして当たり前のことではないのです。

人の不調は、さまざまな形で現われます。当院に来院される方も、筋肉の痛みのみならず、内臓の不調、自律神経の乱れ、発達障害など、じつに多様です。しかも、その根本原因がわからず何年も苦しんでいることが非常に多いのです。

本書では、足指をしっかり使えていないことがどれだけ身体の不調に影響しているかを述べました。そして実際に足指を強化するだけで、じつに多くの方たちが健康な体を手に入れているのです。そのことを一人でも多くの人に伝えたい。それこそが、本書を書く決意をしたいちばんの理由です。

本書を読まれて、体の根幹であり土台でもある足指の重要性を少しでも理解され、身体の不調を改善するきっかけをつかんでいただければ幸甚です。そして、人生100年時代、一生健康で自分の足で歩けるような人生を送ることができるようにサポートできればと思っております。

最後に、本書を出版するにあたり、多大なお力添えをいただいた方々に感謝申し上げます。

初めての本の出版をさまざまな側面からサポート及びアドバイスしてくださった株式会社コスモ21代表取締役の山崎優様。出版に関して数多くのアドバイスをしてくださり、出版へと導いてくださった株式会社教育スクールビジネス研究所代表取締役の小林正弥様。本書の企画にあたり、親身になって多大なアドバイスをくださったＯＣＨＩ企画代表取締役社長の越智秀樹様。私と株式会社コスモ21をつないでくださった有限会社インプルーブ代表取締役の小山睦男様。本当にありがとうございました。心から感謝申し上げます。

そして、多くの時間を割いて全面的にバックアップをしてくれた妻に心から感謝の意を表します。

山田　真

２０２１年3月

「足指」の力 体の不調がスッと消える
3分つま先立ち体操

2021年4月12日　第1刷発行
2024年7月12日　第9刷発行

著　者――――山田 真

発行人――――山崎 優

発行所――――コスモ21
〒171-0021　東京都豊島区西池袋2-39-6-8F
☎03(3988)3911
FAX03(3988)7062
URL https://www.cos21.com/

印刷・製本――中央精版印刷株式会社

定価はカバーに表示してあります。

ISBN978-4-87795-399-7 C0030